U0219730

版权声明

临床督导精要丛书

东方明见心理咨询系列图书

Supervision Essentials for the Practice of
Competency-Based Supervision

基于胜任力的临床督导精要

［美］ 卡萝尔·A. 弗兰德（Carol A. Falender）

爱德华·P. 谢弗兰斯科（Edward P. Shafranske） 著

李 丹 译

中国轻工业出版社

图书在版编目（CIP）数据

基于胜任力的临床督导精要／（美）卡萝尔·A. 弗兰德（Carol A. Falender），（美）爱德华·P. 谢弗兰斯科（Edward P. Shafranske）著；李丹译. —北京：中国轻工业出版社，2023.12

ISBN 978-7-5184-4195-2

Ⅰ. ①基… Ⅱ. ①卡… ②爱… ③李… Ⅲ. ①心理咨询–咨询服务 Ⅳ. ①R395.6

中国版本图书馆CIP数据核字（2022）第221743号

责任编辑：戴　婕

策划编辑：戴　婕　　　　　责任终审：张乃柬
责任校对：刘志颖　　　　　责任监印：吴维斌

出版发行：中国轻工业出版社（北京东长安街6号，邮编：100740）
印　　刷：三河市鑫金马印装有限公司
经　　销：各地新华书店
版　　次：2023年12月第1版第1次印刷
开　　本：880×1230　1/32　印张：7
字　　数：90千字
书　　号：ISBN 978-7-5184-4195-2　定价：66.00元
读者热线：010-65181109，65262933
发行电话：010-85119832　传真：010-85113293
网　　址：http://www.chlip.com.cn　http://www.wqedu.com
电子信箱：1012305542@qq.com
如发现图书残缺请与我社联系调换
220224Y2X101ZYW

推荐序

　　中国心理咨询行业起步晚、发展快，近年更是出现了爆发式增长的势头。但同时我们也面临着诸多严峻挑战，其中之一是从业者专业性不足。大多数心理咨询师没有接受过系统的临床与咨询心理学学历教育，而是从各种心理咨询师培训项目速成出道，这使得我们的心理咨询师普遍欠缺接受督导的经验。这个问题的另一面是，我们极度缺乏合格的督导师。有鉴于此，中国心理学会临床心理学注册工作委员会（以下简称"注册委员会"）于2015年起举办了一个长期项目——"注册督导师培训"。这个培训项目很荣幸地邀请到卡萝尔·A. 弗兰德（Carol A. Falender）教授和罗德尼·K. 古德伊尔（Rodney K. Goodyear）教授联合执教。两位教授都是临床与咨询督导领域声誉卓著的学者，而弗兰德教授就是《基于胜任力的临床督导精要》（*Supervision Essentials for the Practice of Competency-Based Supervision*）这本书的作者之一。

　　"注册督导师培训"项目的理论模型是所谓"基于胜任力的临床督导模型"（competency-based model for clinical supervision，以下简称"胜任力模型"）。事实上，胜任力模型也是美国心理学会（American Psychological Association，简称APA）官方推行的督导模型，在国际上得到普遍认可。这个模型旨在帮助督导师和受督者有系统、有计划地审视和评估受督者（有时还包括督导师）的专业胜任力发展水平，帮助双方澄清彼此的权责和期待，明确督导的关注点和重点，指导督导过程，使督导更加有效。

胜任力模型是一个"兼容并包"的督导模型。"兼容"在于其是一个元理论模型，可以与任何流派的督导模型结合使用，当然也可以被独立使用；"并包"在于其全面性，它涵盖了一位心理学临床工作者（包含受督者，也包含督导师）应当具备的所有胜任力要素，能够拓展我们的元胜任力，帮助我们发现自身和他人在专业胜任力方面的优势和不足，并提供了一个框架让我们针对这些不足进行督导。因此，本书不仅面向希望学习胜任力模型的督导师，也面向希望全面提升自身专业胜任力的咨询师以及正在接受临床督导的受督者。

本书是由美国心理学会出版社于 2016 年组织出版的"临床督导精要丛书"中的一册。这套丛书的出版是为了回应美国在培养优秀督导师时遇到的缺乏高质量参考书的问题，美国心理学会召集了"这一领域里不仅拥有理论知识也拥有实践经验的专家，用一种通俗易懂、简洁精练的方式介绍他们所使用的方法、该方法的基础，并展示他们在实际的督导会谈中会怎么做"（原丛书主编语）。丛书主编都评价这是一支"梦之队"，大多数作者就是临床督导模型的提出者本人，这保证了成书的权威性和高质量。所以这套书一经出版，就迅速成为美国临床督导领域最受欢迎和最权威的参考书，被许多美国高校、培训项目及临床机构作为必读书籍和案头参考书。

中国心理学临床督导工作也同样面临着缺乏高质量参考书的问题，这一次由中国轻工业出版社"万千心理"组织翻译出版这套书籍，可以说是解了燃眉之急。本书和丛书的其他几册稍有不同的地方在于，其他几册偏向某种理论取向（如心理动力学、认知行为治疗），而本书是跨理论的，回归到"什么是一位临床心理工作者必须具备的基本胜任力"的问题上。它能够帮助我们系统地反思和评价自己在每一项胜任力上的表现，并提醒我们在使用某些理论取向时容易忽略的部分（例如在认知行为取向的督导中可能会忽视或没有那么重视咨询师的反移情）。胜任力模型给我们提出了一个很高的标准，但"取法乎上，仅得其中"，相信读者在这高标准引导下，会成长为一名基本功扎实、视野全面的督导师和咨询师。

卡萝尔·A.弗兰德教授是美国心理学会临床心理督导方面最有影响力的专家之一。她主编或合作主编了临床心理督导领域多部最负盛名的著作，现任或曾任多个临床伦理与督导学术组织和学术发展项目主管或主要成员。弗兰德教授和中国渊源深厚。自她 2015 年担任临床督导师训练项目的教师以来，每年都会两次到访中国，她的先生每次也会随同到来，并爱上了武汉的热干面和炒豆丝。虽然后来因为疫情她"人"不能到中国，但一直通过网络把她的"心"带回了中国。她给我们带来了美国最先进的督导理念、督导理论和实践经验，也将中国的实践、思考和经验带回了美国，促进了中美两国在督导领域的跨文化交流和合作，也为中国临床与咨询专业的发展做出了极大的贡献。

我本人因为"注册督导师培训"项目跟弗兰德教授结缘，在长达 7 年的受教与合作过程中，我见识了一位真正的大师级学者的风采。这里只讲一件小事。在 2015 年首次授课时，她了解到中国心理学会有自己的伦理守则。接下来几天的课堂上，有几次有同学呈现出伦理挑战的个案或情景，她竟然让我们"打开你们的伦理守则，第 ×× 条……"。我至今不明白她是怎样在如此短的时间内通读并熟悉了中国心理学会的伦理守则的，要知道当时我们的伦理守则还没有英文版。我相信，弗兰德教授的专业修养、敬业精神，以及她对中国文化的尊重和虚心，督导师培训项目的每位学员都深有同感，并深受教育。

本书的译者李丹是我的博士研究生，自 2017 年起一直在督导师培训项目中担任弗兰德教授的翻译，她的翻译也得到弗兰德教授的高度赞赏。由她来负责本书的翻译，可以说是非常合适的人选。

谨向所有从事心理学临床工作的中国同行推荐本书！

江光荣

2023 年 7 月

译者序

　　我是在一个非常偶然的机遇下担任"东方明见"[1]主办的督导师培训班的翻译，结识了本书的第一作者弗兰德教授，并在翻译和专业实践中得到她的支持与帮助。我感到非常荣幸，也非常幸运。

　　"基于胜任力的临床督导模型"是培训班两位主讲人弗兰德教授和古德伊尔教授（他作为《临床心理督导纲要》的作者之一，可能更为中国读者所熟悉）提出、运用并传授的模型。这一模型在美国、澳大利亚等国家已经逐渐被专业人士认可和接受。随着督导师培训班的不断举办（目前已 11 期），中国的督导师和受督者也逐渐熟悉该模型。但目前国内还十分缺乏与该模型相关的专业书籍，本书中文简体版的出版可以说缓解了当下的燃眉之急。

　　胜任力模型的魅力在于它的全面性。它是一个元理论模型，涵盖了一位心理学临床工作者所应当具备的所有胜任力要素。它可以与任何流派的督导模型兼容，也可以被独立使用。一个全面性的框架能够提升我们的元胜任力（即对我们不知道什么的觉察和反思，见第三章），能够帮助我们看到某些可能被我们忽略的盲

---

[1] "东方明见"是湖北东方明见心理健康研究所的简称，由心理学家江光荣教授创立，是以培养临床与咨询心理学专业人员并为其提供职后教育为目标的民办非企业机构。

点（如平行过程，见第五章），提高对某些未引起关注的问题的重视（如多元文化与多样性，见第四章）。胜任力模型可以说是我们在自身成长和帮助他人成长的过程中最好的"查漏补缺"的工具了。

阅读本书的一点建议

本书主要内容与建议阅读顺序

第一章的"本书内容概览"部分介绍了本书的主要内容，这里不再赘述。第二章的"督导有效性的构成要素"请读者能够熟记于心。建议读者先按顺序阅读第一章至第三章，第四章至第八章的阅读顺序可以根据需要或兴趣随意调整，最后阅读第九章。如果"胜任力"对您来说是个新概念，使您在阅读第一章时感到艰深或枯燥，可以转而阅读第三章作为调剂（我们看案例时总是最有兴致！），然后再回到之前阅读的章节。

辅助学习资料

本书的最佳搭档是美国心理学会出版的"胜任力基准参照表（Competency Benchmarks Document）"。这个参照表全面描述了处于不同专业发展阶段的心理学工作者所应具备的胜任力，并具体到应表现出的专业行为（即行为锚）。很遗憾该表没有中文版，这里附一张思维导图（见本书附录），希望能帮助读者在脑中勾画出胜任力的基本结构。

另外，阅读本书时还应结合《中国心理学会临床与咨询心理学工作伦理守则（第二版）》，思考如何将书中讨论的议题与中国的国情结合起来，并能转化为我们自身的临床实践。

有英文阅读能力的读者可以在美国心理学会官网免费下载《健康服务心理学临床督导指南》（*Guidelines for Clinical Supervision in Health Service Psychology*），并可在作者弗兰德的个人网站上找到督导协议模板等各种与督导有关的材料。

我们都在成为更好的自己的路上

如丛书编者所言，学习的最佳途径之一就是师从大师。我担任了八期培训班的翻译，从弗兰德身上真正感受到了"示范"（见第六章）的影响。记得有一次弗兰德的丈夫马丁对我们说弗兰德不喜欢变化，弗兰德转身拍了拍他的肩膀说："Lucky for you！（我没喜新厌旧，这可是你的幸运！）"而这样一位不喜欢变化的老太太，却在每次给培训班准备材料时不断修订，加入更多的新文献、新研究结果和新图片，加入更多的中国元素，融入更多的往期学员的思考结晶，真正身体力行地诠释了什么是终身学习（见第一章和第九章），什么是持续的和形成性的胜任力（见第一章和第二章），什么是多元文化胜任力（见第四章）。这种专业精神，值得我们敬佩和学习。

咨询师常相互调侃称，大家都患有学习型强迫障碍，我们总是渴望知道更多、做得更好、帮助更多人……在督导、被督导、咨询与反思的过程中，我们不断进步，希望成为更好的自己。我希望在这条成长之路上，本书能陪您走上一程。

特别感谢我的导师江光荣教授的信任，感谢我的师姐林秀彬博士的推荐，感谢"东方明见"给我机会担任督导师培训班的翻译并在此期间一直给予的支持，才让我有机会将本书带给国内的读者。感谢所有的培训班学员，大家的问题、分享和建议，让我对胜任力模型及学习该模型时经常遇到的困难有了更深入的理解。众人的智慧凝结为本书中的译者注，希望这些有助于读者的学习和理解。感谢弗兰德教授在培训班、督导的督导和本书的翻译中给予我的无限支持！

心有余，力不足。本书错漏之处，还望读者不吝赐教。

李　丹

2023 年 5 月于华中师范大学

中文版序

我们很高兴看到拙作《基于胜任力的临床督导精要》简体中文译本的出版。它是我们与中国的心理学工作者和治疗师持续多年共同努力的成果，我们致力发展并加强有系统的、有计划的临床督导，将其作为一项独立的胜任力和实践领域。我们很荣幸能在这项工作的开展过程中尽一份绵薄之力。

中国正在招募、教育和培训能够为来访者提供一线服务的多层次技能型心理学工作者，要完成这一目标，培养一支技术纯熟的督导师队伍至关重要。

我们希望本书中文版的出版将有助于这项工作。当然，即使在最理想的情况下，翻译也不是将一种语言机械地转换成另一种语言。它需要对隐藏在表层的文化差异之下的文化相似性和差异性有微妙的理解。中国人的文化尤其如此，其古老智慧和现代发展构成了一个丰富多彩的复杂体。弗兰德博士过去几年在中国任教，并有幸与中国的心理学工作者、治疗师、学生和同行分享自己的见解，与他们进行思想交流，并从他们的观察、提问和实践操作中获益良多。

无论在美国、中国，还是在世界其他国家和地区，仍有大量工作需要完成，但基于胜任力的督导正逐步站稳脚跟。我们希望本书能够帮助中国的同行将作为一项独立专业实践的临床督导的知识、技能和态度传播出去，并向中国和世界的心理学工作者展示一些重要事实：督导师仅依靠自己在学生或实习生期间被督导的方式来开展督导工作是不够的；对于正在进行督导、教学和培训的督导师来说，仅仅回应其受督者在咨询会谈中所遇到的问题——无论这种回应是表扬、批评或意见——是不够的；仅仅告诉受督者自己会怎么做是不够的；并且，为受训者、实习生、受督者提供直接的心理服务，变成他们的心理治疗师永远都是不合适的。

诚如本书所述，督导过程必须遵循深思熟虑的、审慎的、全面的计划。这项计划应当涵盖所有的心理学工作者的胜任力要素，督导师应掌握如何运用这些要素，并让受督者能够从中受益。这些胜任力包括建立督导关系或督导同盟，并将其转化成督导协议；处理同盟的张力和破裂；主动意识到来访者、受督者和督导师的多元文化身份的交集；管理反移情、个人因素和情感反应；确保对法律、伦理和法规的遵守；确保致力于提升胜任力和卓越性。督导师要有终生学习、力求卓越的精神，并通过提升自己的元胜任力和与同行的支持性对话，来努力自我提升、自我分析和自我评估。

本着这种终生学习、评估和提高的精神，我们希望本书的翻译有助于维持和激发我们在中国同行身上看到的那种精彩互动，大家相互学习、相互欣赏，并共同展望一个美好的前景：我们正在共同培养一批有胜任力的、坚实可靠的、富有心理弹性的心理健康服务者和督导师队伍。

最后，要特别感谢江光荣教授，他创建了"东方明见"，并致力于推动中国的心理学专业培训与专业胜任力发展。另外，也要向我们的译者李丹致谢，感谢她在翻译本书时展现的优雅和胜任力。

卡萝尔·A. 弗兰德博士

（Carol A. Falender，Ph.D.）

爱德华·P. 谢弗兰斯科博士

（Edward P. Shafranske，Ph.D.）

"临床督导精要丛书"前言

    我们二人均是临床督导师（clinical supervisor）。我们为正在接受培训成为治疗师的学生讲授督导课程。我们开设督导工作坊，也与督导师就其临床实践进行个案会商（consult）[1]。我们就此主题进行研究和写作。说我们就靠督导吃饭似乎有点夸张，但事实确实如此。我们全身心地投入这一领域，全身心地帮助督导师，并为希望成为督导师的人提供最充分、最有用的引导。我们也致力于帮助受督者（supervisee）/咨客（consultee）/受训者（trainee），对他们在督导过程中的责任有更深刻的理解，让他们变成更好的合作者。

    什么是督导（supervision）？督导在心理治疗实践中极其重要。

---

[1] 根据弗兰德和谢弗兰斯科 2020 年出版的《心理学工作中的个案会商——基于胜任力的方法》（*Consultation in Psychology：A Competency-Based Approach*），个案会商（consultation）指两位或两位以上的专业工作者进行互动的过程。互动双方分别是：咨客（counsultee），他 / 她有一个具体的与其工作相关的——如评估、治疗、干预、管理、组织过程、政策或专业服务的实施——议题、疑问或问题；顾问（consultant），是问题相关领域的专家或拥有某项相应的胜任力。顾问并不为来访者负责，咨客自行决策是否采纳顾问的意见，并承担所有相关责任。在咨客的请求下，顾问可以结合会商目标和来访者需要，为来访者提供某种直接服务。例如，儿童心理咨询师接待的某位儿童患有某种影响其心理功能的身体疾病，且有口吃的问题，咨询师可以向儿科医生和语言矫正师进行会商，并为了来访者的身心健康，与儿科医生和语言矫正师一起与来访者工作。——译者注

爱德华·沃特金斯（Edward Watkins）在其主编的《心理治疗督导手册》（*Handbook of Psychotherapy Supervision*）中写道："如果没有督导……整个心理治疗的实践就会变得高度令人质疑，或许都不该存续"（p. 603）。

督导被定义为：

在某一专业领域资历更深的成员向同领域（有时是非同一领域）资历更浅的成员提供的干预。督导关系——

- 是评价性的和有等级差的；
- 会持续一段时间；
- 同时拥有多个目标：提升资历更浅的成员的专业能力；监控受督者提供给来访者的专业服务的质量；担任受督者即将进入的专业领域的把关人角色。（p. 9）

目前的专业文献普遍认可督导是一项"独立的专业活动"。我们不能想当然地认为一位优秀的治疗师自然而然就能成为一位卓越的督导师。我们也无法想象一位优秀的督导师是被学术文献和理论课程"教"出来的。

那么怎样才能成为一位优秀的督导师呢？

现在的普遍观点是，督导是心理学工作者和其他心理健康专业工作者的一项核心胜任力领域。为了方便提供跨专业群体和跨国界的胜任力督导，很多专业学会专门编写了相关的指南［例如：美国心理学会（APA），美国婚姻与家庭治疗协会，英国心理学会，加拿大心理学会］。

《健康服务心理学临床督导指南》（*Guidelines for Clinical Supervision in Health Service Psychology*）的制定基于以下若干假设，并明确指出督导——

- 需要正规的教育和训练；
- 把对来访者/病人的关爱和对公众的保护放在第一位；
- 关注受督者胜任力的获取及其专业能力的发展；
- 要求督导师在其督导的基础性和功能性胜任力领域具备相应的胜任力；
- 锚定于与督导实践和被督导的胜任力相关的最新的实证基础；
- 在相互尊重和相互合作的督导关系之上发生，该关系包含助长的和评价的成分，是需要用心去建立、维持，并在必要时进行修复的；
- 牵涉督导师和受督者双方的责任；
- 在专业实践的各个方面，都有意地引入并整合多样性维度；
- 受到专业因素和个人因素的影响，包括价值观、态度、信仰和人际方面的偏见；
- 其实施要遵循伦理的和法律的规范；

- 采用发展性的和基于个人强项（strength-based）[1]的取向；

- 要求督导师和受督者进行反思性实践和自我评估；

- 包括督导师和受督者之间的双向反馈；

- 包括对受督者是否达到了其应当达到的胜任力标准进行评估；

- 作为某专业的把门人职能；

- 与个案会商、个体心理治疗和指导（mentoring）[2]进行区别。

在美国，越来越多的州出台了与督导师资格认证相关的法律和规范，所有的专业培训项目要求学生必须完成多项在督导下的

---

[1] 弗兰德和谢弗兰斯科（2012a，第 117 页）引用了积极心理学家塞利格曼（Seligman）《真实的幸福》（*Authentic Happiness*, 2002）对个体的突出强项（strength，也译作"优势"）的描述，个体的突出强项可分为六大类 24 个小项：一是智慧与知识（1. 好奇心 / 对世界的兴趣，2. 热爱学习，3. 判断力 / 批判性思维 / 思想开放性，4. 独创性 / 原创性 / 实用智慧 / 街头智慧，5.社会智慧 / 个人智慧 / 情商，6.洞察力）；二是勇气（7.勇敢与勇气，8.毅力 / 勤劳 / 勤勉，9. 正直 / 真诚 / 诚实）；三是仁爱（10.仁慈与慷慨，11. 爱与被爱）；四是正义（12.公民精神 / 责任 / 团队精神 / 忠诚，13.公平与公正，14.领导力）；五是节制（15. 自制，16.谨慎 / 慎重 / 小心，17.谦虚与谦逊），六是精神卓越（18. 对美和卓越的欣赏，19.感恩，20.希望 / 乐观 / 展望未来，21.灵性 / 使命感 / 信仰 / 宗教，22.宽恕与慈悲，23. 童心与幽默，24. 热忱 / 热情 / 热衷）。——译者注

[2] 指导（mentoring）是指导师（mentor）对学员（student）的教导和直接指导，包含更多教学性质。——译者注

见习（practicum）和实习（internship）[1]，这些都可以证明督导的重要性。除此之外，研究也证实了心理学专业从业者承担督导职责的普遍性——约有 85% ~ 90% 的心理治疗师会在其开展临床工作后的 15 年内变成临床督导师。

现在我们知道了优质督导的重要性，也看到督导变得越来越流行。我们手中还握着与胜任力实践相关的指南和一份令人印象深刻的目标一览表[2]。然而这些就足以让我们成为一位优秀的督导师吗？还不够。学习成为优秀的督导师的最佳途径之一就是从师于最受尊敬的督导师，即这一领域里的专家——那些拥有程序性知识[*]，知道做什么、什么时候做、为什么做的人。

我们为什么要编撰出版这套系列丛书？因为当我们四处寻觅那些能够帮助我们进行督导、教学、研究临床督导的材料时，我们碰壁了，我们惊讶地发现，我们找不到从专家督导师的角度去

---

[1] 根据弗兰德和谢弗兰斯科（2012a）所著《充分利用临床训练和督导》（Getting the most out of clinical training and supervision，第 8—9 页），见习（practicum）是受督者第一次正式的临床实践。见习轮岗（rotation）通常持续一年，并匹配受督者现有的训练和经验水平。见习发生在研究生课程学习阶段，并不要求全职参与，受督者毕业前通常要完成好几个见习轮，通常会在不同的设置下（如医院、社区心理健康中心、大学咨询中心）与不同的对象（如成人、家庭、儿童）进行工作，涉及不同的专业活动（如心理治疗、心理评估、会商）。实习（internship）作为研究生毕业、博士后教育、该专业领域准入的强制要求，通常发生在受督者完成课程学习阶段之后。受督者可能需要离开课程学习地，申请另一个城市的实习生项目。作为实习生，需要全职接待来访者，同时还要接受督导、参加讨论会、完成论文以及实习项目规定的其他活动。——译者注

[2] 指"胜任力基准参照表"，具体介绍见译者序。——译者注

[*] Schön, D. A.（1987）. Educating the reflective practitioner: Toward a new design for teaching and learning in the professions. San Francisco, CA: Jossey-Bass

构建的兼具理论性和经验性的基础模型。看起来我们需要召集一个论坛，召集这一领域的专家——那些不仅拥有理论知识，同时也拥有实践经验的人——用一种通俗易懂、简洁精练的方式介绍他们所使用的方法，该方法的基础，并展示他们在实际的督导会谈中会怎么做。从本质上来说，需要展示什么是最佳实践。

这一套系列丛书试图做到这一点。我们考虑了督导实践的主要取向——基于理论取向和元理论取向。我们调查了心理学工作者、教师、临床督导师和国内外督导领域的研究者。我们请这一领域的同行指出哪些特定的督导模型应该被纳入进来，并选出相应领域内公认的专家。此外，我们请他们列举他们认为在督导会谈中必须处理的关键议题。通过建立共识，我们组建了一支由 11 位督导专家组成的梦之队，这些专家不仅开创了督导的工作模型，也拥有多年的临床督导实践经验。

我们邀请每一位专家撰写一本简明的书，阐述他的临床督导方法模型。书中涵盖临床督导的基本维度与核心原则、方法与技术、结构与过程，支撑这一模型的研究证据，以及处理常见督导议题的方法。另外，我们请每一位专家用一个章节详细地描述一次督导会谈（包括真实会谈的逐字稿），来阐释督导的过程，这样读者就可以知道他们在真实的督导实践中会如何运用该模型。

除了写书，每一位专家还与一位受督者录制了一次真实的督导会谈，这样他就能实际演示他的方法。美国心理学会出版社将这些录像汇集成系列，读者可以在美国心理学会的网站上找到对应的视频。书和视频可以结合使用，也可以分开使用，同样的，整个系列可以结合使用，也可以分开使用。希望学习如何进行督导的读者、想深化其知识的督导师、希望成为更好的受督者的受训者、教授督导课程的教师、研究督导教学过程的研究者都可以从中受益。

关于本书

在本书中，作者弗兰德博士和谢弗兰斯科博士提出了一个元理论的督导方法模型，强调了进行有效的和可靠的督导所必须具备的知识、技能、态度、价值观和伦理。这些基本要素是帮助受督者在其临床工作中展示其胜任力的关键。

弗兰德和谢弗兰斯科将胜任力视为一个不断发展变化的过程，是受情境影响的，并不是在个人发展过程中的一个终结点。与这一理念相对应，他们的方法要求督导师有意关注自己对受督者进行的观察和评估，并用行为术语锚定自己给出的反馈。通过协商和签订督导协议来建立督导关系，督导由数个强调对受督者的临床工作进行直接观察的学习环组成。通过聚焦于反思性实践，并提供不断生成的评价和反馈，督导师帮助受督者规划如何进行临床干预。学习环里的每一项要素都对应着提供临床心理服务所必备的知识、技能和态度。总之，督导植根于督导同盟，同盟强调督导师的人际能力强项和关系中的权力差异。作者还强调了个人和多元文化的因素以及自我关照。通过使用各种技术，督导师向受督者示范并帮助受督者发展元胜任力（metacompetence）——知道自己知道什么以及知道自己不知道什么的能力。

基于胜任力的督导是一个复杂的但很全面的理论模型。通过一种系统的和刻意练习的方式，通过发人深省的案例、真实会谈的逐字稿和反思性评论，弗兰德和谢弗兰斯科让不同的概念变得生动鲜活起来。在本书中，作者展示了一种切实可行的方法，以培养督导师和临床工作者的胜任力。

感谢您对这套丛书的兴趣，希望这套书能激发您的灵感，贴合您的实际工作，让您的工作更加高效。

汉娜·利文森（Hanna Levenson）

阿帕娜·G. 英曼（Arpana G. Inman）

（丛书主编）

目　录

第一部分　基于胜任力的临床督导的基础　/　1

第一部分

基于胜任力的临床督导的基础

第一章

基础和原理

【本章摘要[1]】本章描述了心理学领域中基于胜任力的临床督导模型的基础和原理。

临床训练与督导领域已经发生了巨大的变化，也映射出一个强调负责的新时代的到来。在其他的医疗保健专业领域，例如医学领域，已经放弃了"慢慢积累学术与训练经验，就可以自然而然获得胜任力"的想法，临床与咨询心理学领域也应当效仿。新出现的"胜任力文化（culture of competence；Roberts，Borden，Christiansen，& Lopez，2005）"要求在临床实践中展示出特定的胜任力（Falender & Shafranske，2012b）。基于胜任力的临床督导提供了精心设计的结构和过程，帮助督导师和受督者（supervisee）[2]聚

---

[1] 原书英文版在每一章标题处附注了一个网址，链接到美国心理学会数据库（PsycINFO Database）网站的一个网页，内容主要是该章摘要。为了方便阅读，译者将摘要翻译成中文置于每章开头。所有版权归属美国心理学会所有。——译者注

[2] 为避免术语之间产生混淆，全文中"督导师"不简称为"督导"，督导（supervision）均指督导实践工作。——译者注

焦于提高专业胜任力的任务，并最终达成训练目标。本书面向旨在提升督导实践有效性的新手督导师和成熟的督导师，为他们提供实践指导。首先，我们想简要介绍一下何为临床督导。

临床督导的职责与功能

临床督导是研究生教育与临床训练的基石，在此过程中，心理学专业的学生逐渐发展临床胜任力，并逐渐成长为一名执证的健康服务者（health service provider，Falender & Shafranske，2004）。除了磨炼临床技术，受督者还需要全身心融入专业中，内化专业原则、伦理和价值观，为自己的终身事业打好基础。虽然训练是一个主要关注点，但督导师的首要职责是保护来访者或病人*的福祉。对督导师来说，确保病人福祉的任务和帮助受督者专业发展的任务，这二者是明显有别却密不可分的。因为承担着对病人、对受督者、对心理学专业的多重责任，督导师必须对临床督导有清醒的认识，并对最佳实践融会贯通，以确保胜任力与咨询和督导的效果。

---

* 我们注意到，使用术语"病人（patient）"或是"来访者（client）"来指代心理服务的消费者，反映了不同的理论、历史和语境（contextual）背景。在本书中，我们根据督导所依据的临床理论以及使用情境，交替使用"病人"和"来访者"一词。

临床督导的定义

究竟什么是临床督导？关于这一术语的定义比比皆是，这反映出受督者对这一术语的不同理解（Bernard & Goodyear, 2014; Falender & Shafranske, 2004; Milne, 2014），也可能解释了受督者在临床训练过程中产生不同的经验。我们对临床督导的定义如下。

一项独立的专业实践，要求同时运用助长的（facilitative）和评价的（evaluative）要素，在合作的关系中平衡固有的权力差异。临床督导有多项目标：监督为来访者提供的服务的质量；保护公众；为专业把关；提高受督者的专业胜任力和专业化水平，包括培养其使用基于科学研究的评估步骤、由临床试验结果支持的疗法和循证实践（evidence-based practice）技术。临床督导是基于经验的，涉及观察、评估、反馈、帮助受督者进行自我反思和自我评估、通过书本和经验学习，保持对个体差异和多元文化背景的敏感性，通过伦理标准、法律规定和职业守则来增进诚实正直和保护来访者与公众的福祉。（基于 Falender & Shafranske, 2004）

该定义与美国心理学会采用的《健康服务心理学临床督导指南》（*Guidelines for Clinical Supervision in Health Service Psychology*，后面均简称《指南》）（APA; 2014, 2015）是一致的，该《指南》作

为美国心理学会的政策，定义并指导了临床督导的实践工作。

> 督导是一项独立的专业实践，采用一种兼具助长性和评估性的合作关系，并随着时间推移，逐步提升受督者的专业胜任力和基于科学研究的实践能力，监督其提供的服务的质量，保护公众，并为该专业领域把关。（APA, 2014, p.5）

要实现上述定义中阐述的督导目标，以及落实《指南》，除了具备特定的知识、技能和态度外，还需要具备一种基于价值观的一定要达到专业最高标准的敬业精神。基于胜任力的临床督导提供了一个便于理解的、系统的和元理论的方法，适用于任何临床专业和理论取向，将《指南》落到实处。鉴于其明确的胜任力评估和发展定位，基于胜任力的临床督导特别适合在健康服务心理学的教育和临床训练过程中实现其强调的"责任"。

推进基于胜任力的临床督导的新时代

大多数心理学工作者相信他们能完全胜任督导工作，因为他们都曾经接受过督导，因此，通过之前督导师的示范，他们知道该如何做督导。大家对这一看法似乎是广泛接受的，因为大多数督导师将自己作为受督者的个人经验视为对现在的督导实践影响最大的要素（Genuchi, Rings, Germek, & Cornish, 2015; Rings, Genuchi, Hall, Angelo, & Cornish, 2009）。这一假设——进行督导的胜任力无须正规训练就能自然而然地获得——忽视了督导过程的复杂性，而且可能会导致不充分的或不恰当的实践，造成效果较差或根本无效的督导。这些担忧并非空穴来风，因为越来越多的人意识到许多受督者曾经受过不充分的、糟糕的（Magnuson, Wilcoxon, & Norem, 2000）、具有伤害性的（Ellis et al., 2014）和失败的督导（Ladany, 2014）。过去的受督经验——无论是试图做与过去督导师相同还是相反的事——并不足以提供充分的督导实践基础。现在，临床督导被当作一项独立的专业实践，要求在进行督导时充分展现出胜任力——不是通过耳濡目染，而是通过专门的教育和训练获得的胜任力。像其他专业活动一样，督导实践中的胜任力涉及循证实践（APA Presidential Task Force on Evidence-Based Practice, 2006），借鉴可靠的理论，运用临床试验支持的治疗程序，考虑督导师和受督者的专业知识，并对文化和情境保持敏感。

　　具有讽刺意味的是，对临床胜任力的发展如此关键的功能却受到这样的忽视。同样令人感到惊讶的——如果说不是令人感到不安的——是相较于其他的专业服务（比如心理评估、心理治疗），临床督导并没有就专业学位和受训经历做特定的要求。考虑到督导在保护公众时起到的关键作用，以及考虑到最新修订的督导培训、实践和行为的规范指南（regulatory guidelines）（ASPPB,

2015），美国州际与大区心理学委员会（The Association of State and Provincial[1] Psychology Boards, ASPPB）督导工作小组（ASPPB, 2003）就督导训练的缺乏和就此问题缺乏澄清，也表达了类似的担心。虽然本书并没有直接涉及管理层面的议题，但本书提供了一个框架，使临床督导行为符合标准和指南的规定。

我们所说的"胜任力"是什么

让我们先来思考一个问题：当我们说一位督导师具有胜任力时，我们想表达的是什么？请在脑中回想一位你认为胜任力很高的督导师。什么是最突出的？我们每个人都有一些关于"胜任力"的观念（而且在缺乏这些胜任力时，我们能够识别出来），但是，当我们作为心理学工作者和督导师，要去确定专业发展的方向时，我们应该使用什么样的准则或标准呢？一般认为，胜任力指某人有资格并有能力以一种有效的方式履行特定的专业职能（Kaslow, 2004）。这一定义是个很好的起点，但胜任力实际上涵盖了比完成特定的专业任务更多的内容。更准确地说，胜任力涵盖了很多种不同的能力，例如将理论转化为实践、批判性判断、人际交往技

---

[1] 美国实行联邦制，共有 50 个州（state，类似于中国的省），每个州遵守美国宪法，也拥有独立的立法执法权，州是行政的划分方式。大区（province）与中国的省不同，是地理的划分方式，如太平洋大区、哥伦比亚高原大区、大西洋平原大区等，一个大区通常横跨几个州。——译者注

能、元胜任力、符合伦理的行为举止。一个被广泛接受的、借鉴自医学领域的胜任力定义是"在日常实践中习惯性地和明智地运用沟通、知识、专业技能、临床推断、情感、价值观和反思，以造福自己所服务的个体或社区"（Epstein & Hundert, 2002, p.226）。Epstein 和 Hundert（2002）进一步阐明了胜任力建立在最基本的临床技能、科学知识和道德发展的基础之上。

从这个综合的角度来看，健康服务心理学领域要训练和督导的主题是一个复杂的组合，包括知识、技能、态度、价值观和伦理。一方面，督导必须涵盖广泛的基础性胜任力，例如关注关系或自我评估；另一方面，督导同时关注功能性胜任力，例如进行心理学评估或进行治疗性干预的技术，这些也是督导训练的具体目标（Rodolfa et al., 2005）。

从实践的角度来看，胜任力指的是在特定的医疗保健或训练设置中，能够充分达到具体的专业表现或训练要求的状态（Falender & Shafranske, 2004）。因此，胜任力不是绝对的、僵死的；它总是与不同的设置或情境的要求有关。为了让治疗或督导更加有效，不同的医疗保健设置（正如不同的病人或来访者）会对胜任力的种类，有时会对胜任力的水平提出不同的要求。

重要的是牢记（并且通过示范作用让受督者也牢记）——胜任力总是在不断演变和发展的，因此临床工作者或督导师永远不可能拥有绝对的、完全的胜任力。比如，在我们看来，拿到行业执照或专业委员会认证绝不能被视为终点，而应当被视为职业生涯中的一个节点；在我们的职业生涯中，我们一直追求卓越，不断提升自己的胜任力水平，以适应不断变化的临床工作的要求。现在，Kaslow（引自2014年6月30日作者与Kaslow的个人交流）和其他一些教育及培训的领导者哀叹对"胜任力运动（competency movement）"这一标签的滥用，因为对许多人来说，这一术语暗示着胜任力是一个可以到达的终点——到达这一终点后，我们就可以被（永久地）赋予"胜任者"头衔。而现实是，我们所从事的专业领域中的知识和专业实践在不断变化更新，因此，我们的胜任力也只是暂时的。还有，在我们的职业生涯中，我们可能需要面对我们作为心理学工作者的个人局限。但是，有一项胜任力是我们所有人都可以不断追求的，那便是对元胜任力——换言之，反思我们不知道什么——的运用，元胜任力包括对能力和局限性进行持续的自我评估、邀请督导师和值得信赖的同行给予自己反馈、激励自己保持和提升胜任力。胜任力取向可以被视作一种专业责任，而临床督导为其扎根提供了一片肥沃的土壤。

一个有计划的框架

基于胜任力的临床督导旨在促成一种转变，将基于对胜任力的假设和猜想之上的训练方法转变为对胜任力的说明和展示。一位受督者会随着训练的过程不断发展，这一期待本身是合理的，但光靠这个假设并不足以使胜任力建立起来。类似的，督导师可能是一位有计划的或有天赋的临床工作者，但这些品质并不能保证他是一位胜任的督导师。要展示胜任力，就需要相应的可量化的临床效果和督导效果指标。这便需要仔细识别和评估组成某项胜任力的知识、技能和态度，需要用外显的行为术语去描述和评估受督者（或督导师）对特定的知识、技能和态度的运用，而不是大而化之的，只对胜任力给出一种宽泛的评价（或"印象"）。运用这一方法要求督导师（以及受督者）保持投入和专注的状态，因为对不相关联的行为做直接观察需要集中注意力，还需要对专业活动中胜任力的各个方面做出准确的评估。对临床督导持一种放任自由的态度，或一种有计划但消极的态度，都是不行的。想要与受督者进行积极的、有计划的和有参与度的合作，需要仔细识别受督者的强项和待发展（developing）[1]领域，给予反馈，帮助其参与能够提升胜任力的学习活动，并向其逐步灌输专业价值观。采取这种积极进取的态度带来了一种充满生气的和卓有成效的督导体验，并提高了受督者参与督导的程度。

基于胜任力的临床督导

基于胜任力的临床督导模型（Falender & Shafranske，2004，

---

[1] 该模型用积极取向的表述"待发展的"，有"正在发展但还未完善的"意思，来替代消极的表述，如"缺点""落后""不足"。——译者注

2007）旨在提高督导的质量和效果；它提供了一种系统的和全面的方法，去评估和发展特定的临床和督导胜任力，并履行观察、评估、反馈和行业把关的功能。这一模型的独特之处在于它刻意地关注某一特定胜任力的组成部分，并将其表述为可被观察到的行为；它还在督导和临床训练的整个过程中持续关注胜任力。基于胜任力的临床督导是

> 一种元理论的方法，能清楚地识别构成临床胜任力的知识、技能、态度和价值观，完善学习策略和评价流程，达到胜任力规范参照标准（criterion-referenced standard），符合循证实践、法规和当地的临床设置。（APA, 2014, p.5）

基于胜任力的临床督导是一种元理论（meta-theoretical）的或跨理论的方法，它确保了临床工作者应负的责任，它也是一种系统性的方法，关注兼具督导艺术性和科学性的多项胜任力（如，Farber & Kaslow, 2010），关注临床胜任力的发展。它可被用于各种形式的临床训练（如心理治疗、神经心理学、评估、行为健康、学校），也可被用于各种心理治疗取向的训练和督导（Gonsalvez & Calvert, 2014），如认知行为治疗取向的督导。[如何将基于理论的模型转变为基于胜任力的模型，可参见《心理治疗：理论、研究、实践和训练》期刊（*Psychotherapy: Theory, Research, Practice, Training*）于 2010 年发表的第 47 期特刊，其中涉及的理论有心理

动力、认知行为、人本—存在、系统和整合取向。〕基于胜任力的临床督导提供了一种系统的方法，能够很容易适应督导师独特的技术及其临床取向中理论和艺术的面向。

上述定义中提到的规范参照标准（criterion-referenced standard）指的是在本专业普遍达成共识的胜任力，如"胜任力基准参照表"（competency benchmarks，后面均简称"基准参照表"）（Fouad et al., 2009; Hatcher et al., 2013），可以通过将某一胜任力拆解成可被定义的、可被测量的单元，来识别这一胜任力的组成成分（比如，拆解成特定的知识、技能和态度，帮助督导师和受督者为该胜任力"量身打造"相应的评估和训练方法；Falender & Shafranske, 2004）。胜任力被拆解成要素或成分，被拆解成彼此分离的知识、技能和态度（Kaslow, 2004）。"基准参照表"描述了胜任力的不同水平，业内也达成了共识，认为其描述能恰当地反映心理学职业教育与训练的不同发展阶段（Fouad et al., 2009）。这些清晰的描述帮助制定清晰的训练目标、进行更精确的观察和有针对性的反馈，从而支持受督者的专业发展方面。此外，胜任力取向影响了临床训练的各个方面——轮岗培训招聘材料中的内容、筛选受督者的标准、评价的方法、反馈的性质、基于胜任力的学习过程，等等。除了上述，对当前需要训练的胜任力进行清晰的描述，能够在训练中提供一种一致感，提高督导的透明度和对训练的期待。

基于胜任力的临床督导所带来的益处

这一模型拥有众多的优点，我们（Falender & Shafranske, 2012b）确定了使用该模型后得以提升的六大主要领域。

- 领域 1：基于胜任力的临床督导通过清晰地表述训练目的和学习目标，支持督导工作同盟的发展。让督导师和受督者能够保持一致，将对目的和任务的困惑降到最小，增强督导师和受督者的合作，这些都将有助于有效工作同盟的建立。

- 领域 2：基于胜任力的临床督导通过识别构成胜任力的特定的知识、技能、态度和价值观，支持胜任力的发展。识别出这些，能够帮助督导师标定观察范围，帮助受督者聚焦于待发展（developing）的胜任力，进行自我评估并提升自己的元胜任力水平。

- 领域 3：基于胜任力的临床督导通过清晰地描述构成当下需要训练的胜任力的知识、技能、态度和价值观，有助于生成形成性和累积性评估（formative and cumulative assessment）[1]。这样的方法最大限度地减少了困惑，不会让

---

[1] 根据弗兰德在中国督导师培训班中所做的澄清，评估（assessment）可以由督导师或受督者进行，通常会使用某种工具对某项胜任力（例如使用"基准参照表"对督导协议中的目标胜任力）进行估测，以了解受督者当前的发展状况。一般来说，每一次督导会谈都要对目标胜任力进行评估，因此评估是实时的，并根据受督者的发展水平不断变化，称为形成性评估（formative assessment）。因为每一次会谈都会形成正式或非正式的评估，整个督导过程的评估就变成累积性的（cumulative），这样就不会出现受督者"被蒙在鼓里"、在长期培训结束后突然收到"不合格"评价这样的"意外"。——译者注

最终评价带来"意外"的感觉，也帮助设定了督导的工作
议程。

- 领域 4：基于胜任力的临床督导通过明确需要提升的特定
  领域来帮助学习。受督者获得了有用的反馈，能够有方向
  地进行经验性的和其他形式的学习。评估、反馈、评价和
  学习有明确的联系，而胜任力是不断发展的——这一事实
  会鼓励受督者和督导师，并进一步促进督导关系中两者的
  合作。

- 领域 5：基于胜任力的临床督导帮助对"胜任力是持续终身
  的发展过程"的理解，鼓励终身学习。在此过程中，专业
  知识和技能会持续发展，我们认为这一过程不仅会提升咨
  询和督导效果，还会提升职业满意度。

- 领域 6：上面提到的各项要点——如果都被一一落实——将
  有助于整体胜任力的发展，这不仅有利于专业发展，还能
  保障来访者的福祉。如果接受督导的受督者在提供治疗服
  务时，能够谨记胜任力要求自己提供最高质量的服务，如
  果督导师能够识别保障来访者福祉所必须表现出的知识、
  技能、态度和价值观，那么，来访者就能获得最好的服务。

这些预测结果和益处是符合逻辑的，与督导过程能保持内部
一致性，也符合我们个人的督导实践经验；但是，要验证该方法
的效果是否坚实可靠，还需要进一步的实验研究。

基于胜任力的临床督导模型是如何诞生的

在我们受训的年代，临床督导很少被正式地当作一项专门的胜任力。与我们的同龄人一样，当我们开始督导工作时，只有良好的意愿以及对"督导是个学习过程，其中督导关系很重要"这样的认识，但除此之外，我们没有接受过任何专门的训练。我们的个人督导风格都是胡拼乱凑起来的，我们专注于提升受督者的自我觉察（今天我们称其为"元胜任力"），专注于将一种科学的态度融入督导，专注于提高临床干预的效果。当然，我们每个人的教育和培训经历是不同的，这会影响我们的理论取向和临床设置。

1978—2000 年，我（弗兰德）在一家由美国心理学会认证的儿童与家庭社区诊所里主管实习生项目。在这一时期，我先参编，后来主编了专业资格认证的自学教材。这一经历让我将临床督导视为受督者学习、专业化和发展的基石，也让我认为，在临床训练中忽视临床督导是非常可悲的。我训练过心理学专业的见习生（practicum）、实习生（intern）和博士后。在我辞去主管职务后，我更多地专注于临床督导的实践工作。在加利福尼亚州心理协会及其第二分会——教育和培训分会的同事与朋友的支持下，我开始组织和主持临床督导的工作坊。最初，我深受临床心理学界资深前辈的影响，尤其是 Bernard 和 Goodyear（1998）的影响，因为我的教育、受训和工作背景与儿童、青少年和家庭及相应的临床设置有关。后来我从 Paul Nelson 那听说了基于胜任力的训练，认为这正是督导中缺失的那一环。我曾与各式各样的来访者一起工作过，也接触过不同类型的社区诊所或医疗中心的临床设置，我一直在寻找一种更适用的督导模型。根据我的经验以及我在专业认证方面的研究和工作，我开始构建一个与基于胜任力的督导有关的框架。通过加利福尼亚州心理协会举办的一次工作坊，我有幸结识了谢弗兰斯科。他和我一样，对临床督导充满热情；他分享了大量有关知识、技能和态度的观点，还拥有许多和我不同的视角，也是他建议我们一起合著一本书。我们的合作开始于2001 年，一直持续至今。能在胜任力大会上担任代表，我们感到非常荣幸。我还是"胜任力基准参照表"工作小组中的一员。这些经历又让我结识了一些非常棒的同事（Nadine Kaslow，Robert Hatcher，Nadya Fouad 等，我学到了很多，我的思想也得到了提升。

我（谢弗兰斯科）在美国佩珀代因大学（Pepperdine University）担任教员（1988 年至今）、临床训练项目主管（1995—1998）、心理学博士培养项目主管（1998 年至今），这些经历深刻地影响了我，让我认为在研究生教育和临床训练中使用基于胜任力的方法非常重要。在履行刚才提到的各个角色时，我都面临着如何将理论学习经验转化为专业胜任力，以及如何记录学员的学习情况（机构检查和自学认证都需要这些记录）的挑战。我在课堂上更全面地融入了体验式学习（让临床知识、理论和研究课程更充实），并更加关注督导的知识（以促进反思性实践和技能的发展）。价值观一直是我感兴趣的领域，在我的整个职业生涯中，我花了大量的时间和学术研究资金来研究心理治疗中宗教和灵性的关系（可参见 Shafranske, 1996, 2013, 2014）。尽管与我的这些兴趣稍有差异，在专业实践中态度的作用，尤其是价值观的作用，在我们的临床督导模式中得到了体现。在我们看来，价值观会受到多种文化背景和文化忠诚的影响，进而形成重要的个人性格倾向，影响专业承诺、实践以及个人满意度。我发现基于胜任力的模型在这样的专业训练中特别有用。最后，有机会督导各种各样的受训者，包括一年级博士生、精神科住院医师和经验丰富的临床医生（在精神分析训练中），加强了我对仔细识别和评估胜任力以及促成合作过程——尤其是在讨论督导目标和实现目标的手段的时候——的重要性的认识。

我们的合作开始于我们在加利福尼亚州心理协会第二分会——教育和培训分会的共同工作，该分会汇集了来自学术和临床培训机构的领导者和实践者。通过报告、会议和合作，该组织致力于确保全州临床培训的最高质量。基于对专业的共同承诺、对基于科学的实践原则的忠诚以及对下一代心理学工作者的共同关注，我们之间形成了一种自然的协同作用。我们提出的基于胜任力的临床督导模型也得益于 Nadine Kaslow 博士及其他同行与领导者的贡献，他们激励我们努力提升专业化水平，培养心理学工作者和其他健康服务专业人员，以满足来访者和社区的临床需求。

本书内容概览

本书主要分为两大部分：第一部分是基于胜任力的临床督导的基础，介绍了该方法的一些基本原则；第二部分介绍核心胜任力及其在督导中的应用，重点强调督导时应聚焦的若干特定领域。在第一部分，第一章介绍了这一模型的基础和原理。第二章，我们提供了使用这一模型进行实践的蓝图，描述了基于胜任力的临床督导模型的每一个要素，并提倡进行最佳实践。第三章通过一次督导会谈的逐字稿节选，阐述了如何使用该模型。在第二部分，我们聚焦于在临床督导中非常突出的几个主题，包括多元文化与多样性（第四章），个人因素（第五章），法律、伦理和规范胜任力（第六章），专业胜任力不达标的受督者（第七章），督导师训练与发展（第八章），以及临床督导的变革（第九章）。

开展基于胜任力的临床督导

开展基于胜任力的临床督导工作需要承诺，并且，与该取向相一致，在专业表现中需要特定的知识、技能、态度和价值观。虽然这本书能够提供一些知识和提升督导技能的方法，但真正运用该模型的动力最终还是源自你（我们的读者）的态度、基于你的价值观所做出的承诺，以及你的动机。你可能希望成为一位具有胜任力的、高效的督导师，提供高品质的督导，在必要时变革督导，扩展自己的能力，或只是单纯地希望了解临床训练和督导的最新进展，其实这些都展现出你的专业性和你所坚守的专业原则，它们让我们的专业更加富有生气。

第二章

开展基于胜任力的临床督导与最佳实践

【**本章摘要**】开展基于胜任力的临床督导涉及一个多步骤过程，其中包含最佳实践和一个结构性框架。在本章中，作者提出了一份以理论和实证研究为基础，结合最佳实践的关于基于胜任力的督导的结构和过程的蓝图。本章首先讨论了构成督导胜任力的知识、技能、价值观和态度，以及有效督导所必需的要素，然后讨论了元胜任力、自我评估、反思性、督导同盟和督导协议，提出了督导的结构及其学习环，考虑了多元文化、多样性和个人因素，法律和伦理议题，评价和反馈，专业化，自我关照，有计划的和刻意的练习。这些讨论都得到了理论和新兴实证研究进展的支持。

开展基于胜任力的临床督导涉及一个多步骤过程，其中包含最佳实践和一个结构性框架。在本章我们提出了一份以理论和实证研究为基础，结合最佳实践的关于基于胜任力的督导的结构和过程的蓝图。我们先讨论了构成督导胜任力的知识、技能和态度，以及有效督导所必需的要素；然后我们讨论了元胜任力、反思性、督导同盟和督导协议。我们提出了督导的结构及其学习环，考虑到多元文化、多样性和个人因素，法律和道德议题，专业化和自我关照。我们的讨论都得到了理论和新兴实证研究进展的支持（Bernard Goodyear, 2014；Borders et al., 2014; Falender, Burnes, & Ellis, 2013; Falender, Ellis, & Burnes, 2013; Falender & Shafranske, 2004, 2007, 2014; Foo Kune & Rodolfa, 2013; Inman et al., 2014; Ladany, Mori, & Mehr, 2013）。我们先来检视一下态度、价值观，以及一些影响督导有效性的上层因素（superordinate factor）。

态度与价值观

有效的督导建立在个人和专业的价值观与态度之上。[*]因为在这里我们主要关注督导师，所以只简略提一下受督者的态度和胜任力（它们对督导过程也有极大的影响）。受督者有如下表现时会使督导产生更好的效果：真正渴望学习；有专业承诺；对反馈持开放态度；具有诚实、正直、尊重、勤奋等个人品质；自我觉察；对建议和指令的灵敏响应；在受训时，表现出从临床经验中学习

---

[*] 态度和价值观都会影响胜任力。态度是导致不同强度的行为倾向的认知评价；价值观包含态度维度，但同时也包含驱动行为的情感成分。因在临床督导专业文献中经常使用"态度"一词，我们在本书中也主要使用"态度"。

的胜任力，并能履行临床职责（Falender & Shafranske, 2012b）。类似的，督导师的态度和价值观会直接影响到受督者，影响到督导的过程和有效性。停下来回想一下对你的受训和发展产生过最积极影响的督导师和受督经历。你想到的态度和个人品质可能包括：尊重（包括对个人边界的尊重）、共情、对训练的承诺（包括渴望去帮助和支持他人）、符合伦理的行为、专业精神、自我觉察、透明度、正直、澄清期待，以及努力提供准确的反馈。

　　基于理论文献、我们为督导师提供会商的经验，以及进行督导和督导的督导的经验，我们识别出四个非常重要的能反映督导师价值观承诺的上层因素（Falender & Shafranske, 2004）。第一个是关系中的诚实正直完整（integrity[1]），它包含两个成分：（1）督导是完整的——也就是说，督导师履行了所有的督导职责（比如按时安排会谈），展示了最佳实践；（2）督导没有违规，比如没有触犯会损害督导关系的正直性的边界或其他伦理规范。第二个是基于伦理和价值观的实践，强调始终如一地贯彻自身的伦理和价值观，并影响受督者。督导师的行为或培训环境的伦理氛围可能比课堂教授的伦理规范给受督者带来的影响更大。第三个是对多样性的欣赏，表达出一种包容的态度，尊重多样化的身份、尊重个体的差异和能力的差异。这样的欣赏体现在督导关系和治疗

---

[1] integrity 是个多义词，有正直诚实、完整完善的意思，作者在此处也是从词义的两个不同层面来进行阐释的。因此，此处把 integrity 的所有意思都翻译出来，其他地方一般翻译为诚实正直。——译者注

关系之中，也会渗透到培训环境中。第四个是科学、循证的实践，体现了心理学工作者的价值观和视角，并通过教授受督者如何进行这些实践，通过督导师在临床督导中使用循证实践来得以实现。督导师对这些上层价值观的关注，以及美国心理学会（APA，2010）颁布的《心理学工作者伦理守则和行为规范》（Ethical Principles of Psychologists and Code of Conduct，后均简称《伦理守则》），不仅加强了督导同盟，提升了督导的有效性，而且还树立了专业实践的最佳实践的榜样，影响了受督者对专业精神的内化。

知　识

为了进行有效的督导，督导师必须非常熟悉其督导工作所涉及的所有临床领域的科学文献，熟悉与临床督导有关的，以及能深化临床实践工作的科学文献。督导师还背负着临床管理和保护病人福祉的职责，因此必须跟上这一领域的研究进展。鉴于知识的飞速增长：（1）临床心理学领域知识的半衰期为 7 年；（2）科学出版物的数量每 20 年翻一番；（3）将受到临床试验支持的疗法付诸实践大概需要 17 年，这对督导师来说是一个很高的要求（Balas & Boren, 2000）。

很有可能，在许多受到临床试验支持的和"前沿的"治疗方法被开发出来之前，大多数督导师就已经完成了他们的博士学位教育和训练。而受督者在其受训阶段则接触到这些方法或接受了相关的培训，他们期待能使用这些临床方法，这就向督导师提出了一个挑战——我们称其为胜任力代沟。幸运的是，胜任力可以通过阅读、继续教育工作坊和会商来获取；但是，督导师仍必须使用元胜任力来确认他们的背景是否足以让他们督导那些使用他们只受过很少培训、拥有很少经验的疗法的受督者，或者他们是否必须提出一些替代性解决方案（例如，请受督者使用另一个督导师熟悉的治疗模型，更换成另一个熟悉该疗法的督导师）。在招生、实习生招聘或员工招聘阶段以及面试阶段，对培训项目进行准确而详尽的说明，可以减少这类误解。督导师清晰地描述自己对见习、实习轮岗的期待，对胜任力范围保持透明，都有助于确保督导师和受督者就受训范围一事保持同步。

　　临床督导是一项独特的胜任力，其中包含对大量的理论和实证文献的阅读。鉴于许多心理学工作者接受的教育和培训有限，督导师也受到其自身知识的限制，导致他们进行临床督导时仅能依靠他们自己的受督经验，或在某种程度上，靠"即兴发挥"。这本书和其他的一些出版物（如 Bernard & Goodyear, 2014; Falender & Shafranske, 2004, 2008, 2012a, 2014; Milne, 2009）， 包 括《临床督导精要丛书》（如 Sarnat, 2016）、临床督导手册（如 Watkins Milne, 2014）和期刊（如《专业心理学中的临床督导、培训与教育》（*Clinical Supervision and Training and Education in Professional Psychology*）等，都为如何开展临床督导提供了基本的信息和观点。开展督导工作的心理学工作者应当像他们开展咨询工作那样对待他们的督导胜任力。深刻的自我反思和自我评估有助于确定需要进一步发展的胜任力领域。利用相关科学文献来指导和监督临床工作，提升督导实践水平，符合美国心理学会倡导的循证专业实践策略（APA Presidential Task Force on Evidence-based Practice, 2006）。

技　　能

如我们的定义所述（见第一章），开展临床督导涉及许多具体的技能（另见 Falender, Shafranske, & Ofek, 2014）。这些技能组合（skill set）可以根据支撑督导过程的三大支柱——督导关系（relaitonship）、探询（inquiry）和教育或学习实践（educational or learning praxis）——来进行组织（Falender & Shafranske, 2004）[1]。良好的人际和沟通技能，第一章提及的督导师的价值观，以及注意督导固有的权力差异，都有助于发展一种有效的工作关系，有

---

[1] 根据弗兰德和谢弗兰斯科（2004，第4—5页），有效的督导建立在这三根相互关联、相互影响的支柱之上。督导关系是督导同盟发展的基础，在对临床工作进行督导时，督导双方有其各自的和共同的责任。探询指所有能够促进对治疗过程的重要理解的过程，探询也训练受督者觉察自身的专业因素和个人因素对治疗过程的影响。教育或学习实践提供了诸多学习策略，如讲授、观察、角色扮演，并根据受督者的发展水平进行调整，提升受督者的知识水平并帮助其形成自己的技术风格。这三大支柱是许多专业胜任力的集合，同时也涉及人际技术、个人强项和价值观。——译者注

助于督导同盟的形成。传达温暖、真诚和尊重的能力，以及对期待、评估、反馈和评价进行澄清，都有助于督导同盟的形成和督导的有效性。尽管督导关系是督导双方一起构建的产物，但是在有技巧地发起积极的、支持性的和合作性的工作关系，并为督导同盟的每一步发展创造有力条件方面，督导师应承担主要责任。

探询有两个目的：（1）获取必要的信息，以确保咨询个案得到了充分的监督和管理；（2）协助受督者发展或提高自我觉察、元胜任力和对自己行为的反思能力。提出恰当的问题，帮助受督者进行反思并进行准确的自我评估，同时给予相应的观察和反馈，从而帮助受督者逐渐发展出有效的自我监控和元胜任力，这些需要督导师具备相当的技巧。在某种程度上，受督者通过模仿督导师探询的方式，学会对自己的临床工作进行观察和思考。

教育或学习实践旨在让受督者参与不同的学习过程，以确保其胜任力的发展。督导师不是简单地回答问题或给予指令，而应当使用多种学习机制，如示范、反馈、直接指导和自主学习等（Bearman et al., 2013; Milne,2014），我们称之为反思式和体验式实践。指导体验式学习、给予明确的指示和促进受督者自我觉察，都涉及多项技能。

我们现在需要讨论影响督导同盟和督导有效性的一些元要素。

督导有效性的构成要素

尽管督导的每一项构成要素都很重要，但是某些构成要素或结构性元要素（structural metafactor）对督导体验及督导有效性有更显著、更广泛的影响。我们认为，每一项要素都能单独影响某一特定领域的督导效果（例如，在督导中关注多样性会影响受督者在提供临床服务时关注多样性），且每一项要素也能作为一项结构性元要素，对督导的有效性产生影响。以下结构性元要素对督导实践的完整性和有效性至关重要。

- 元胜任力、自我评估和反思性实践；

- 督导关系和督导同盟（包括对关系张力和关系破裂的识别及管理）；

- 督导协议（能够确保双方的期待得到了澄清并变得清晰透明）；

- 学习环（能够系统地促进反思性实践、评估、反馈和学习）；

- 对所有参与者，包括督导师、受督者和来访者带来的多元文化和多样性的思考，并能以来访者的世界观为工作锚点；

- 关注个人因素；

- 法律和伦理标准、规范（包括伦理难题的解决）及专业化方面的胜任力；

- 评价与反馈；

- 管理胜任力不达标的受督者；
- 自我关照。

上面提到的每一项元要素都在本章（如元胜任力、督导同盟）或在之后的章节中（如法律和伦理，个人因素）展开讨论。

元胜任力、自我评估与反思性实践

元胜任力指知道自己知道什么，知道自己不知道什么的能力（Falender & Shafranske, 2007）。从表面上看，它似乎是一项简单的或显而易见的任务，但是，更仔细地审视它就会发现，我们很难识别自身个人的和专业的短板，例如我们在知识上或技能上的缺陷，特别是我们的人际关系或督导风格对他人的影响。我们可能低估了自己的才能，这降低了我们的信心、效率和个人满意度。准确的自我评估是胜任力发展的基础，对于终身专业实践至关重要——因为要拿到专业从业执照本身，就意味着心理学工作者要承担相应的专业责任。元胜任力在临床督导——在制定学习议程并将其发展为专业胜任力的过程——中尤为重要。受督者必须提升自我反思性———项重要的胜任力基准，必须准确地评估自己的临床表现，并确定在督导中需要解决哪些问题，以确保病人的福祉并推进训练过程。类似地，督导师运用自我评估来持续监控督导工作的有效性，并注意可能提升督导关系和训练有效性的方法。

　　向基于胜任力的督导的转型，应包括为督导师和受督者提供自我评估方面的训练。在研究生学习阶段，受督者可以通过一些客观评分表或一些不准确的或错误的规则来进行自我评估。遵循某些不正确的规则（Williams, Dunning & Kruger, 2013）可能会导致受督者过度自信[1]，而某些不恰当的客观评分表也可能导致受督者胜任力下降。因此，与督导师一起合作追踪自己的胜任力发展可以解决受督者在训练中的某些缺陷（Davis, Mazmanian, Fordis, Harriso, Thorpe, & Perrier, 2006; Dunning, Heath & Suls, 2004）。因此，督导师可以使用"基准参照表"（如 Fouad et al., 2009; Hatcher et al., 2013）中的行为锚来锚定评估、反馈和目标，并根据临床设置（例如，儿童与家庭、神经心理学、跨学科实践）补充特定的胜任力。因为元胜任力的主要挑战之一就是识别出自己不知道的东西，而"基准参照表"通过列举和描述胜任力，在这一过程中起到了辅助作用。在识别那些"被忽视的"和可能需要刻意发展的胜任力方面，"基准参照表"是非常有价值的。另外，督导师还负责通过全面审视自己的知识、技能和态度，并从受督者和同事

---

[1] 根据 Williams、Dunning 和 Kruger（2013），人们在处理某类问题时的一致性或系统性可以预测他们对自身表现的自信程度，在这一过程中人们会忽视自身表现的实际结果；也就是说，实际表现差但处理方式很一致的人会很自信地认为自己表现很好，这通常被称为邓宁 - 克鲁格效应（Dunning-Kruger Effect），或简称为达克效应（D-K Effect）。这种一致性或系统性背后是人们所遵循的某种判断规则，坚持错误的规则不仅带来差结果—高自信，还会让人忽视更好的替代解决方案。用一句流行的话来说："在错误的道路上坚持，你只会越走越远。"——译者注

那里获得有关自己专业表现的反馈，对督导胜任力进行自我评估（APA, 2014, 2015）。督导师还负责运用胜任力测量工具对受督者进行可靠的评估。"基准参照表"的使用和督导师的评估在第八章有更详细的说明。

督导关系：督导同盟的建立与修复

督导同盟是督导实践的基础，被视为影响任何取向的临床督导的过程和结果的"典型综合变量（quintessential integrative variable）"（Watkins, 2014, p. 153）。督导同盟是指督导师与受督者之间的关系，是督导工作得以开展的基础。它利用了督导师的人际关系强项及其个人的和专业的素质，例如热情、共情和专业性，等等。开始建立督导同盟时，应特别关注能提升督导关系的过程，例如，关注权力差异和讨论角色内在的冲突（即保护公众和为行业把关的职责，以使不合适的个体不能进入这一行业）是很重要的。这同时也能提升和支持受督者的专业发展。

同盟的形成可能涉及澄清对督导的期待，协助受督者对自身的胜任力进行自我评估，确定督导过程的目标和任务。这一过程通过书面的督导协议（APA, 2014, 2015; Association of State and Provincial Psychology Boards, 2015; Falender & Shafranske, 2004）得以正式确立，我们把这一协议称为"活的（living）"督导协议，因为目标和任务会随着受督者的发展而不断变化和更新。

在讨论和确立目标及任务的过程中，督导师和受督者之间形成了一种以信任、相互尊重和合作为特征的情感联结（Bordin, 1983）。还没有建立起督导关系，就开始直接讨论临床材料可能预示督导会出现问题（Falender & Shafranske, 2012b）。

虽然 Bordin（1983）在其著作中没有展开讨论，但女权主义心理学家直接而透明地讨论了权力差异。例如，平衡权力差异和情感联结也被视为建立督导同盟的重要部分。此外，与女权主义心理学家的观点一致（Brown, 2016; Porter & Vasquez, 1997; Vargas, Porter, & Falender, 2008），我们认为以下方面非常重要：促进对受督者的评价、关注社会结构性障碍（如角色和刻板印象）、合作过程、来访者和学生的自主性，以及多元文化视角。通常情况下，在督导关系中督导师不仅拥有权力，还拥有很多重要的（通过诸如教育、工作或其他身份所获得的）特权。这些特权在临床督导中常常没有被提及，但它是影响督导关系以及对来访者的评估、干预和一般性假设的主要因素。督导师发起一个充满尊重的督导关系过程，不要求受督者暴露自身与来访者或治疗过程无关的内容，同时采取反思的、开放的和好奇的态度，是建立督导同盟的一个关键方面。

在督导关系中（如在一般的人际关系中），很可能会出现张力。这可能是由于督导师和受督者对督导目标或实现督导目标的方法有不同的看法、对多样性关注不足、人际交往技能差、缺乏临床督导胜任力、督导不充分、缺乏机构的支持，以及临床工作中的压力和挫折感（尤其是在人手不足的机构）导致的。破裂，是一种会威胁或彻底破坏同盟的张力的形式，很可能发生在督导师做出违反伦理或越界（性和专业的）[1] 的行为之后，如果破裂得不到修复，很可能变成具有伤害性的督导（Ellis et al., 2014）。因为存在权力差异，受督者通常不会直接向督导师表达不满情绪或指出张力的存在。督导师应注意到存在张力的迹象（例如，督导者自我披露变少，对督导的投入变低），督导师应在督导刚开始的阶段与受督者讨论张力会如何发生，指出出现张力是正常的，并提供建议，让督导师和受督者可以共同努力，处理潜在的差异和失调。如果观察到张力的迹象，督导师应该稍作等待，看关系是否会自我修正；如果没有，督导师应反思自己在明显的张力形成中的作用，与受督者交流自己的反思，并用尊重的方式鼓励受督者一起来探索。然而，由于依然存在权力差异，受督者可能会否认张力的存在，或大事化小（"一切都挺好的"）；督导师不应该（至少在我们看来）直接挑战受督者（因为这可能会加剧已有的张力），而应该先反映受督者行为的变化，比如受督者在督导中自我暴露的信息变少了。如果在几次会谈之后，受督者仍然没有充分地投入督导过程，则应当再次和受督者讨论其不良的督导

---

[1] 根据弗兰德 2021 年在中国的督导师培训课件，出现张力的迹象，如受督者不作必要的暴露、不服从督导师的指示、在督导室内外见诸行动等；通常情况下，受督者知晓张力的存在，而督导师却常常意识不到。越界行为通常指督导师的行为偏离了最严格的专业角色的要求，如收受礼物，经常与受督者一起吃饭。违反伦理比越界行为更严重，如与受督者发生性关系、剽窃受督者的研究成果等。——译者注

表现。通常有效的做法是就此问题寻求建议或会商，寻求可行的干预方法，或者在某些情况下，考虑是否换另一位督导师会更合适。

督导协议

督导协议是督导工作的核心，它定义和描述了督导工作的每一项要素和过程（如督导目标、督导结构、受督者和督导师的期待）。很大一部分关注点被放在了厘清协议的"后勤保障"方面，包括对期待、要求的澄清和对突发事件（contingency）的处理[1]（Thomas, 2010）。然而，在基于胜任力的督导中，协议是"活的"——它是随着受督者的发展而变化的。也就是说，协议的结构基于受督者的自我评估，基于督导师对咨询过程进行现场或远程观察或在咨询结束后回放咨询录像，基于督导讨论而不断给出的反馈，同时还应考虑到督导的有效性，考虑到督导双方的期待和督导过程。督导应始终以胜任力为导向，运用"基准参照表"来改变或重新聚焦于训练目标，以实现特定的能够锚定于行为的胜任力并评估督导的有效性。

---

[1] 例如，督导师或受督者因事请假该如何处理，尤其涉及是否收费；当发生紧急情况，如来访者意图或实施了自杀，该如何联系督导师，等等。可参见专栏 2.1 和专栏 2.2。——译者注

目标

目标源自受督者的自我评估（使用"基准参照表"或依据相关的胜任力框架）、来自外界的观点输入、督导师反馈和督导双方达成一致意见的受督者当前的胜任力水平和未来发展计划。目标和任务是可以被测量的。在每次督导会谈时应检查目标和任务的进展情况，并在目标和任务达成后重新共同制定新的目标和任务。

达成目标的手段

除了对目标进行描述，督导双方还需有计划地就达成目标的手段形成共识。这包括明确受督者和督导师各自的和共同的任务。我们再一次强调，这些目标和手段不是一成不变的，而是在督导的过程中可以改变、修订或更换的。比如，受督者之前有一个明确的目标："描述自己给其他人带来的感受，并识别自己在一个群体中可能扮演的角色"[1]（Fouad et al., 2009，表 1 A，p.4），如果督导双方根据现有的受督者自我报告、观察、督导过程得出结论说，受督者在该目标上已取得了重大进展，那么下一个明确的目标就可以换成"监控和评价自己对他人的态度、价值观和信念"[2]（Fouad et al., 2009，表 1 A，p.4）。发展和评估这一胜任力涉及一个类似的过程，即根据督导工作和可见的临床工作，督导双方共

---

[1] "基准参照表""反思性实践"部分"实习准备"栏中的行为锚。——译者注

[2] "基准参照表""反思性实践"部分"实习准备"栏中的行为锚。——译者注

同确定受督者的专业表现如何。在一段给定的时间内，每位受督者基于自己的进步，要完成两三个目标。督导师的角色，如"督导师的任务"所指出的，是向受督者提供反馈、示范如何进行反思、推动来访者进步，并关注治疗模型、干预手段和来访者的反应。未能持续关注特定的专业表现基准（仅靠对受督者胜任力做出假设）可能会导致经常被提及的"督导失误"，即督导师未能对受督者进行充分的评价，致使受督者辜负了督导师对其的信任[1]（Sterkenburg, Barach, Kalkman, Gielen, & ten Cate, 2010）。具体而言，这对督导师的评估能力提出了质疑，即督导师是否能够正确判断自己能在何种程度上信任受督者的临床工作能力，信任受督者能够履行相应的临床职责并解决临床上的难题。

督导的结构与要素

专栏 2.1 是一个全面涵盖了督导协议诸要素的框架。专栏 2.2 是一个简单的督导协议模板。

---

[1] 美国法律规定，所有从事咨询实践的咨询师都必须持有相应的执业执照。见习生和实习生在受训阶段使用其督导师的执照，当发生伦理和法律纠纷时，督导师要承担相应的责任。因此，督导师是否能够充分"信任"受督者，受督者是否会辜负这份信任，不仅仅是一个专业问题，也是一个伦理和法律问题。与国内的督导师相比，美国的督导师因为需要承担更大的风险，就拥有更大的权力，如在督导过程中可能会给受督者下达某些指令（见专栏 2.1—V. 督导过程—第 8 条），受督者必须听从，而国内的督导师对受督者就没有类似的约束力。——译者注

┌───┐

专栏 2.1　　　　　督导协议的要素

Ⅰ. 督导优先考虑的事项

1. 监督和确保受督者服务的来访者的福祉和安全。

2. 作为专业把关人，确保专业准入门槛。

3. 促进受督者的专业认同和胜任力的发展。

4. 为受督者提供评价性反馈，促进其学习过程，以增强其专业胜任力。

5. 培训机构的地址、培训时长、提供服务的小时数。

6. 协议的起止日期。

7. 休假、休息日、宗教节日和病假的约定。

Ⅱ. 法律与伦理要求

1. 对督导的知情同意。

2. 如有必要，购买损害赔偿保险或医疗事故保险。

3. 临床工作的保密性；督导的保密限制。

4. 填写和保存临床表格及（由督导师填写的）督导记录，保证相关人员能够获取上述记录。

5. 遵守法律、法规和实践标准，例如具体的伦理守则、强制性报告[1]、培训机构的政策与《美国残障法案》(Americans With Disabilities Act) 相关的法律流程，等等。

6. 遵守联邦、州立、地方的法律与规章，例如《美国医疗保险可携性和责任法案》(Health Insurance Portability and Accountability Act)、《美国家庭教育权与隐私权法案》(Family Educational Rights and Privacy Act)，等等。

7. 遵守培训机构的或通用的人事管理政策和规章。

8. 期待：个人经历是临床督导工作的重要组成部分。(APA, 2010, 第 7.04 条[2])

9. 在督导师—受督者—来访者之间设立明确的边界。

---

[1] 例如，美国大多数州规定，如果咨询师在咨询过程中发现儿童被父母虐待，必须上报给警方和儿童福利部门。我国于 2020 年 10 月修订通过，2021 年 6 月 1 日起施行的《中华人民共和国未成年人保护法》第十条规定："任何组织或者个人发现不利于未成年人身心健康或者侵犯未成年人合法权益的情形，都有权劝阻、制止或者向公安、民政、教育等有关部门提出检举、控告。国家机关、居民委员会、村民委员会、密切接触未成年人的单位及其工作人员，在工作中发现未成年人身心健康受到侵害、疑似受到侵害或者面临其他危险情形的，应当立即向公安、民政、教育等有关部门报告。"——译者注

[2] 第 7.04 条　学生个人信息的自我暴露：心理学工作者不应要求学生或受督者在与课程或培训项目相关的活动中，以口头或书面形式暴露其个人信息，诸如性生活史、被虐待 / 被忽视史、心理治疗史、与父母 / 同伴 / 配偶 / 重要他人的关系。但以下情况除外：(1) 课程或培训项目在招生和课程介绍中既已明确了这一要求；或者 (2) 这些信息对于进行评估是必不可少的，或者有充分理由判定某些学生的个人问题会导致其无法胜任培训或相关专业活动，或者可能会对其自身或他人造成威胁。——译者注

10. 澄清主要督导师、授权督导师、培训主管和后备督导师[1]（如果有）的职责。

11. 临床紧急情况应急处理流程（包括联系督导师和后备督导师的流程）。

III. 对临床工作表现的期待

1. 明确的待发展的胜任力（讨论构成该胜任力的知识、技能、价值观与态度）。

2. 进行督导的小时数以及提供的其他服务。

3. 确定对专业表现的期待，以及对应的胜任力基准。

4. 专业化（按照培训机构和专业标准的要求）。

IV. 受督者和督导师的角色和期待

1. 督导师的角色和期待：对来访者负责，个案管理，监督受督者提供的专业服务，对受督者、专业和公众负责。

2. 受督者的角色和期待：对来访者、督导师、培训机构负责。

V. 督导过程

1. 组织：督导会谈的形式、频率、时长。

2. 共同商议协定的督导目标和任务。

---

[1] 主要督导师指对受督者的临床工作负责的督导师；受督者进行临床工作时，使用该督导师的执业执照。如果主要督导师工作负担过重，可以授权给其他督导师督导自己负责的某受督者，与该受督者直接工作的督导师称为授权督导师；如果受督者的临床工作出现问题，最后负责的还是主要督导师。培训主管指受督者参与的培训项目的主管。后备督导师指当发生紧急情况时，如果受督者无法联系自己的督导师，还可以向其寻求帮助的督导师。——译者注

3. 内容：构成胜任力的知识、技能和价值观集合。

4. 关注与来访者、治疗过程和督导相关的多元化和情境要素。

5. 关注影响治疗过程和督导的个人因素（回应性，反应性；反移情，偏见）。

6. 督导会谈的结构：对督导的前期准备、一次会谈的结构和过程、反馈、随访。

7. 学习活动。

8. 区分督导师的意见、建议和指令（受督者必须听从的行动指令）。

9. 关注督导关系的张力，讨论、相互反馈以提升督导关系及督导效果。

10. 当受督者在某些领域中的表现未能达到胜任力标准时，告知受督者。

VI. 观察、评价与反馈流程

1. 期待受督者能够进行自我评估，关注自身元胜任力，并进行反思性实践。

2. 观察受督者专业表现的途径：现场观察、录像或录音，录音录像片段，逐字稿，自我报告。

3. 形成性评价与总结性评价（内容、形式、总结性评价的日期，结合受督者的反应或意见）。

4. 当个案超出受督者的胜任力，或者判定下列做法能够保护来访者的最大福祉时，对个案进行转介，或者督导师作为协同治疗师加入治疗过程。

5. 详细描述哪些表现意味着没有达到胜任力标准，区分常见的发展挑战与糟糕的表现，制订矫正计划。

6. 正式矫正计划、缓期考查和终止培训流程。

7. 因为督导与个体治疗之间有清晰的界限，如有必要，将受督者转介给其他个体治疗师。

8. 为受督者提供向督导师进行反馈的手段。

9. 投诉与解决流程。

注：改编自《美国心理学会临床心理学手册（第5卷）：教育与专业化》（*APA Handbook of Clinical Psychology: Vol. 5. Education and Profession*）第183页，编者 J. C. Norcross, G. R. VandenBos 和 D. K. Freedheim，出版年份：2016，出版地与出版社：华盛顿特区：美国心理学会。版权（2016）归美国心理学会所有。

专栏 2.2　　　　　督导协议模板

I. 督导目的

1. 监督和确保受督者服务的来访者的福祉和安全。

2. 作为专业把关人，确保专业人员的专业胜任力。

3. 促进受督者的专业认同和胜任力的发展。

4. 为受督者提供评价性反馈。

Ⅱ. 督导结构

1. 该培训阶段的主要督导师是_____，每周提供___小时的督导。该培训阶段的授权督导师是_____，每周提供___小时的督导。额外的督导将以小组形式进行。

2. 督导会谈的结构：督导师和受督者对督导的前期准备，一次督导会谈的结构和过程，现场或录像观察____次每_____（时间段）。

3. 督导期间受督者的自我暴露存在保密限制（例如：督导师须向研究生项目组、行业执照委员会、培训团队、项目主管进行常规报告；须维护法律和伦理标准）。

Ⅲ. 督导师的责任和义务

1. 为受督者提供的服务承担法律责任。

2. 监督监控服务的所有层面，包括来访者个案概念化、治疗计划、个案评估、包括但不仅限于危机情况的干预、提出警告和进行保护的义务、对法律伦理和规章规范（包括《美国残障法案》《美国医疗保险可携性和责任法案》和《美国家庭教育权与隐私权法案》）的遵守、多元化要素、对受督者对来访者产生的反移情及督导关系张力的管理。

3. 维护培训机构的组织和制度规章、政策和流程。

4. 确保受督者为来访者或病人提供服务时能联系到自己。

5. 对所有报告、案例记录和交流进行审查并签字。

6. 在存在权力差异的情况下维持和发展一段相互尊重和合作的督导关系。

7. 进行有效的督导，包括描述督导师督导理论取向和治疗理论取向，维持督导和心理治疗之间的清晰边界，帮助受督者设立和完成督导目标。

8. 就受督者的培训目标、任务和胜任力提供反馈。

9. 在＿＿＿＿＿＿＿＿＿＿（网站或培训手册）上，于培训期间为受督者提供形成性评价，并在培训结束后提供总结性评价。

10. 当受督者未能达到完成培训所要求的胜任力标准时，须告知受督者，并采取补救措施来帮助其发展。就未达到的胜任力，可采取的补救行动指南可参照＿＿＿＿＿＿＿＿＿＿。（网站或培训手册）

11. 公开信息，包括受训经历，执照（编号和可执业的州），专长的领域、专业知识和技能，之前的督导训练和督导经验，以及之前作为受督者被督导的领域。

12. 如果督导师因故必须取消或缺席督导会谈，应根据法律要求和本协议的规定，重新安排督导时间。

13. 保管临床督导和临床心理服务的资料。

14. 如果督导师判定某一个案超出了受督者的能力，督导师可以作为协同治疗师与受督者一起为个案服务，或者把这个个案转介给另一位治疗师，督导师的处理取决于来访者的最大福祉。

15. 如有必要，购买损害赔偿或医疗事故保险。

IV. 受督者的责任和义务

1. 了解督导师将为受督者所有的专业实践和行为承担责任。

2. 遵守培训机构的组织和制度规章、政策和流程。

3. 执行督导师的指令，当治疗中出现问题、担忧和失误时，应及时向督导师报告。

4. 告知来访者自己是受督者，督导师的姓名，描述督导结构（包括督导师可以获取个案的所有档案和记录），获取来访者的知情同意后才能与督导师讨论与来访者的临床工作。

5. 为督导会谈做充分准备，包括案例记录和个案概念化、来访者的进展、临床和伦理问题，以及相关的循证实践研究文献。

6. 将来访者的临床相关信息告知督导师，包括来访者进展、风险状况、自我探索，受督者对来访者的情绪反应性/反移情。

7. 将督导师的反馈整合到实践中，并每周就来访者的情况和督导过程给督导师提供反馈。

8. 在紧急情况下寻求和接受紧急督导，督导师的联系信息：_____

9. 如果受督者因故必须取消或缺席督导会谈，受督者须重新安排督导时间以确保遵守法律要求和本协议的规定。

10. 当完成（协议最后例举的）特定督导目标时，于＿＿＿＿（时间）对本协议进行正式回顾。

11. 我们，＿＿＿＿＿＿＿（受督者）和＿＿＿＿＿＿＿（督导师），同意遵循本督导协议中所描述的各项条款，并且保证遵守《美国心理学会伦理守则和行为规范》或《加拿大心理学会伦理守则》。

督导师（签字）：＿＿＿＿＿＿＿　日期：＿＿＿＿＿＿

受督者（签字）：＿＿＿＿＿＿＿　日期：＿＿＿＿＿＿

本协议正式生效时间：＿＿＿＿＿＿＿＿＿至＿＿＿＿＿＿＿＿

督导师和受督者共同制定的具体目标与任务如下（完成后更新）：

目标 1：

受督者的任务：

督导师的任务：

目标 2：

受督者的任务：

督导师的任务：

注：本书作者想向 Emil Rodolfa 博士和 Jack Schaffer 博士为督导协议书做出的贡献表达感谢。该协议书版权（2014）归属 Carol A. Falender。得到重印许可。

协议中必须包含的要素有：澄清督导师的最高职责（保护公众和为行业把关的法律和伦理责任）与督导师的其他主要职责（如帮助受督者发展和提高受督者的胜任力）之间会形成冲突。督导协议还包含设立明确的期待——培训机构和雇佣机构设定专业表现评价标准，明确未能达到这些标准的后果——例如机构期待受督者在督导和其他的临床活动中讨论自己对来访者的个人反应，以及进行自我探索。这样的探索（应遵守APA《伦理守则》第7.04条，并在受督者向机构申请时就向其说明）包括对个人反移情的管理，对督导关系的张力和破裂进行修复。协议中还应包括对督导保密例外的明确说明。其中包括督导师有向研究生院、培训委员会、机构督导团队和教职员以及行业执照委员会披露受督者信息的督导责任、伦理责任和法律责任；督导师有维护法律和伦理标准的责任，督导师承担的多个督导职责会限制督导师为受督者向自己披露的个人和隐私信息保密。

保密性问题经常被误解，因为受督者通常会想当然地认为他们向督导师所作的个人暴露会被保密，督导师与他人分享这些信息会违反督导伦理（Ladany, Lehrman-Waterman, Molinaro, & Wolgast, 1999; Wall, 2009）。从督导一开始，督导师就应当与受督者澄清其自我暴露信息会被如何使用（如保证会合理使用这些信息，会保持敏感度，尽量避免伤害到受督者），澄清保密例外；另外，在督导过程中有合适的时机时，应再一次讨论保密性问题，以避免误解。在督导关系中自我暴露过少可能是一个严重的问题，因为督导师有时只能依赖受督者的自我暴露，虽然理想的情况是督导师对受督者的专业表现进行直接观察。

对受督者的期待

应清晰、全面地描述对受督者专业表现的期待，可参见胜任力相关文件，如"基准参照表"（Fouad et al., 2009; Hatcher et al., 2013），培训项目手册或机构员工实践手册（如果有）应包含这些描述。明确的期待能帮助确定训练议程、提高透明度、鼓励合作，避免因对期待和责任的认识不一致而产生张力。

应澄清督导师期待受督者为督导会谈进行哪些准备工作；包括填写、保存和归档个案记录，回看咨询录像，进行个案概念化，研究各种治疗方案，提出督导问题。根据临床设置定义何为紧急情况，介绍应急处理程序，包括如何与督导师联系。描述需要督导的特殊主题（例如，上报儿童和老人受虐待、谋杀和自杀），包括例举法律规定的或工作环境所要求的警告和保护义务，以及在这些情况下如何联系督导师。协议还描述了这样一种期待，即督导师在督导中引入伦理决策模型，以解决督导中和临床中出现的多重伦理困境问题（例如，Koocher & Keith-Spiegel, 2008）。伦理决策框架可能描述了督导师—受督者和受督者/治疗师—来访者之间的正常的多重关系，方便督导双方做出是否建立督导或咨询关系的决策（Gottlieb, Robinson, & Younggren, 2007）。协议还澄清了边界，并指出不同设置对边界有不同的期待。在某些设置中是正常的行为到了另一些设置中就是不恰当的或被禁止的行为。明确指出督导不是心理治疗是非常必要的。由于担心受督者大多只上过一门有关伦理的课程，且课程内容侧重于风险规避或风险管理，协议中应明确指出伦理实践和识别伦理议题或伦理困境是督导中的一项重要胜任力（Falender & Shafranske, 2014）。

对督导师和督导过程的期待

协议讨论了对督导师和督导过程的期待，尤其关注评价和反馈。除了训练项目规定的专业表现期待之外，督导师还应向受督者简要描述他们的督导方法：包括他们对训练所持的假设，他们首选的督导取向，用于观察受督者临床工作的程序（如现场督导或录像回放），他们的评估和反馈方法（包括对专业表现的期待、"基准参照表"，用于评价和反馈的工具，形成性反馈的使用和总结性反馈的性质），对保密性的看法，学习和训练方法，以及对督导师和受督者共同投入到评价与反馈的过程中以提高督导有效性的期待。

学习环

随着会不断发展的督导同盟（可以反映相互信任程度）的建立，随着对督导协议中所讨论的督导要素和期待达成共识，学习过程开始了。*督导包括以下环节：（1）专业表现（即受督者为了来访者的福祉进行专业服务），（2）观察（即在督导过程中受督者和督导师分别或一起观察咨询互动过程，重点关注构成胜任力的知识、技能和态度），（3）反思（即在督导过程中受督者和督导师分别或一起反思他们的观察结果，并结合治疗过程、治疗计划和治疗目标及相关的胜任力，建构对临床经验的理解），（4）评价／评估／反馈（即督导师鼓励受督者进行自我评估并提供反馈，包括形成性的和总结性的评价），（5）计划（即确定干预措施并评估其有效性）。对督导的整个过程和有效性来说，每一个环节都非常重要；但是，督导师一个关键的职责是对受督者的临床工作足够了解（通过直接观察和受督者的自我暴露），以确保受督者提供的专业服务的有效性。督导师可能会错误地完全依赖于受督者的回忆，回忆多多少少会受到关系变量的影响，特别是考虑到督导关系的等级差时。学习环的发展特别关注根据"基准参照表"确立的和活的督导协议中明确指出的待发展胜任力。每一环节都识别和强调与临床服务有关的知识、技能和态度，对这些知识、技能和态度进行观察、评估和反馈，并制订能培养这些胜任力的学习和干预计划（见图 2.1）。

---

*这一模型部分参考了经验学习环模型（experiential-learning cycle）（Kolb, 1984），该学习环包括尝试（experimenting）、体验（experiencing）、反思（reflecting）、概念化（conceptualizing）和计划（planning），随后被运用于督导（Milne, 2009, 2014）。

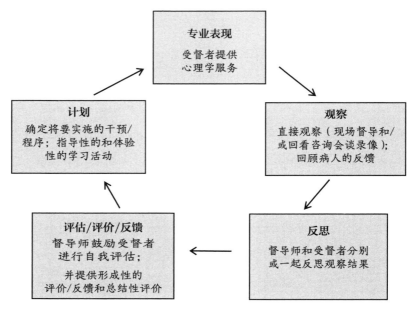

图 2.1　临床督导中的学习环

注：改编自《美国心理学会临床心理学手册（第 5 卷）：教育与专业化》（*APA Handbook of Clinical Psychology: Vol. 5. Education and Profession*）第 185 页，编者 J. C. Norcross, G. R. VandenBos 和 D. K. Freedheim，出版年份：2016，出版地与出版社：华盛顿特区，美国心理学会。版权（2016）归 APA 所有。

多元文化与多样性

多元文化胜任力对于胜任临床工作和伦理实践至关重要（APA Presidential Task Force on Evidence-based Practice, 2006; Vasquez, 2014）。它是循证实践的组成部分（APA Presidential Task Force on Evidence-based Practice, 2006），也是临床和督导实践（APA,

2015）所要求的一项胜任力基准（Fouad et al., 2009）。督导师尤其需要认识到并有计划地在整个督导过程中加入多样性，例如，关注影响督导关系和过程的多元文化身份和背景。在督导中未能注意到这些特点可能会损伤督导同盟，并降低督导的有效性（详见本书第四章的讨论）。

个人因素

个人因素和专业因素会影响专业实践。态度、信念和价值观，人际风格，情绪敏感性等来自临床训练之外的经验通常会影响到治疗和督导行为。督导提供了一个环境，能探索这些因素，并监控这些因素对来访者的福祉和督导过程的影响。关注个人因素，类似于对多元文化身份的思考，有助于提高临床和督导胜任力。（详见本书第五章的讨论及第三章的案例演示）

法律与伦理胜任力及专业化

督导的目的是协助受督者发展其在伦理和法律实践与决策方面的胜任力。伦理实践与遵守法律规定是必不可少的，这也是专业化的要求。督导通过对行为举止和伦理实践设定明确的期待，来帮助受督者专业化的发展；然而，影响最大的还是督导师的行为。培训中的"身体力行"是通过无时不在、无所不在的督导师

有意和无意的示范来实现的。(见第六章)

评价与反馈

确定评价的内容是该过程的核心。具体明确的培训目标、胜任力及其行为基准(在协议中)为评估过程指明了方向,也指明了反馈的重点。"基准参照表"(Fouad et al., 2009)提供了一个非常好的框架,它包括行为指标和广泛的胜任力范围,它包含基础性和功能性胜任力,在此基础上可以进行观察和评价。结合督导目标进行现场观察并提供现场反馈是最佳的督导方式,能提供最准确、最有用的反馈和评估数据。它还符合在事件发生后即时给予反馈的要求,并且由于受督者和督导师可以一起观察临床过程,因此它具有很大的优势。其他的评价和系统反馈框架包括 Milne (2008)的《实习生胜任力核 查表与治疗师评价核查表》(*Trainee Competence Checklist and the Therapist Evaluation Checklist*)(Hall-Marley, 2004, 引自 Falender & Shafranske, 2004 一书附录 L)。评价过程不仅包括督导师提供的评价性反馈,还包括受督者的自我评估、鼓励元胜任力的发展和反思性实践。

与此相关的,Sobell、Manor、Sobell 和 Dum(2008)描述了一种类似于动机式访谈的技术,受督者先回放自己的临床会谈录像,按暂停键并思考在哪些地方可以有所改进。做完总结后,受督者将自己的思考带到督导会谈中。对与临床工作相关的胜任力进行自我评估是胜任力评估技术的一个主要组成部分。客观结构化临床测验（Object Structured Clinical Exam）的形式，即使用一位标准化病人作为录像中的主角，让受督者对其做出反应，可以作为测量受督者胜任力的评估方法（Logie, Bogo, Regehr & Regehr, 2013）[1]。

督导师有责任监督受督者并向其提供反馈和评价，确保双方都清楚知晓受督者是否达到了特定胜任力领域的专业表现标准，如果没有达到，应制订相应的矫正计划。根据这一责任，建立"及时的和具体可行的反馈流程"［APA, 2010,《伦理守则》第 7.06（a）条[2]］以及"根据相关的和既定的培训项目要求对受督者的实际表现进行评估"［APA, 2010,《伦理守则》第 7.06（a）条[3]］是伦

---

[1] 使用"标准化病人"来训练和评价学生的方法在西方，尤其在医学领域很常见，这一方法也深受学生欢迎。在心理咨询领域使用的较新、有较高信效度的工具是"助长性人际技能测试"，可参见《助长性人际技能测试中文版的信效度检验》（李丹阳，林秀彬，江光荣，2017）和李丹阳（华中师范大学，2018）的硕士论文。——译者注

[2] 7.06（a）：在学术和督导关系中，心理学工作者应建立一套既有时效性又具体可行的为学生和受督者提供反馈的程序。关于此程序的信息应在教学和督导之初就提供给学生和受督者。——译者注

[3] 7.06（b）：在评估学生和受督者的专业表现时，心理学工作者应依据相关的或既定的培训项目的要求。——译者注

理的要求。应在每次督导会谈中给出评估、评价和形成性反馈[1]，应锚定于具体的行为，并具体到知识、技能和态度。反馈应该是清晰的，给予反馈的方式应当能促进学习发展，从而提升胜任力（见专栏 2.3）。此过程应该是一个充满尊重的过程，督导师先向受督者示范如何表达尊重，受督者继而效仿。在总结性评价，例如年中评价中提供的评价信息，决不应该令人惊讶。相反，这些总结性评价应当是形成性评估、评价与反馈过程最后生成的结果，应锚定于"基准参照表"，并在督导协议中有详细的说明。总结性反馈应展现培训与督导的过程，详细展示受督者胜任力的发展历程，描述胜任力发展的现状，并为将来的训练和提升设定议程。

专栏 2.3　　　　如何给予有效的反馈

1. 在给予反馈之前，请受督者对自己的专业表现进行自我反思并做出自我评估，这有利于受督者元胜任力的发展。在受督者准确的自我评估基础上，对反思性实践保持开

---

[1] 根据弗兰德 2019 年在中国督导师培训班中所作的澄清，评估（assessment）可以由督导师或受督者进行，通常会使用某种工具对某一胜任力（例如使用"基准参照表"对督导协议中的目标胜任力）进行估测，了解受督者当前的发展状况。评估一般是实时的，根据受督者的发展水平不断变化的，称为"形成性的（formative）"。评价（evaluation）通常由督导师进行，类似于对受督者的总体表现"打分"，评价受督者是否有足够的胜任力进入心理学领域工作，一般是行业监管委员会、培训和雇佣机构的要求。评价一般是阶段性的，经常在督导协议终止、实习期满、年中、年末等时间段做出。——译者注

放，能提高受督者对督导师的反馈的开放度。

2. 给予反馈时，要将观察结果与特定的胜任力或专业化发展领域联系起来，并评估受督者的专业表现是达到期待值、超出期待值还是低于期待值。如果受督者的行为或态度低于专业表现期待值，则评估这是否属于正常的发展挑战（即在培训阶段常见的专业发展困难，通常通过反馈和指导就能得到矫正），还是属于需要正式矫正计划的糟糕的专业表现。

3. 为反馈提供一个框架，该框架：（1）传达要解决的胜任力问题的重要性；（2）确定发展水平（例如"正常的"发展挑战、超出专业表现期待值或没有达到专业表现期待值）；（3）在给出矫正性反馈的同时，举例说明符合专业表现期待值的行为或态度是什么样的；（4）将评价性意见视为建设性批评，在给予评价性意见时给予受督者改进的途径（即如何改进）的建议，也许还需结合受督者的强项并向其提供必要的帮助。

4. 给出清晰明确的反馈。最有效的反馈：

- 是具体的（锚定于行为的）；
- 描述需要关注的知识、技能、态度和价值观；
- 用发展性眼光看待胜任力；
- 认识到受督者的强项，在其基础上提升胜任力；

- 请受督者对特定的待发展的胜任力领域进行反思并进行清晰的表述；
- 讨论学习策略，包括在督导会谈中进行学习。

5. 请受督者分享督导师的反馈是否准确，并添加任何评论。
6. 提供形成性的、持续性的、有助于总结性评价的评估和反馈。

承诺进行这些实践能确保受督者获得个案管理和专业发展所必需的持续性评估、评价、监督和反馈。然而，在许多督导关系中，督导师似乎没有达到"给予一致的、持续的形成性评价和反馈"的要求。这损害了来访者的福祉，妨碍了受督者的发展，并给督导关系带来了张力。被调查的受督者认为督导师没有给予足够的督导是违反伦理的行为（Ladany et al., 1999; Wall, 2009）。当胜任力问题首次出现时，督导师应向受督者提供矫正性和评估性反馈。有时候督导师可能会迟疑，认为不佳的专业表现是一个"发展性"问题，或者受督者还没有"准备好"接受此类反馈。这些都不是向受督者隐瞒评价信息的正当理由。除了对临床胜任力进行评价和反馈外，还应评估督导的有效性，将形成性的和总结性的评估、评价和反馈结合起来。双向反馈是指督导师在每一次督导会谈中给予受督者反馈，受督者则就其感知到的督导过程的有效性给予督导师反馈。

自我关照

对督导师和受督者来说，自我关照都是一项伦理要求。美国心理学会的《伦理守则》原则 A（APA，2010）写道："心理学工作者应努力认识到自己的身心健康状况对其助人能力造成的影响。"[1] 第 2.06（a）和（b）条 [2]（APA，2010）描述了个人问题和冲突，描述了自我觉察的步骤——意识到个人问题，知晓（或应该知晓）自己的个人问题很可能会妨碍其专业表现。示范如何进行自我关照是督导师的一项重要责任。

情绪胜任力（emotional competence）指对自己的功能状态——即对职业的和个人的事件对自己保持共情性参与（empathic engagement）的能力的影响——的自我觉察。它包括对一个人的能力、胜任力和局限性，对引起情绪反应的因素、情境和表象的觉察。社会、文化和政治因素有极大的影响。我们必须牢记共情性参与，包括感受来访者的痛苦和创伤，是非常重要的，但这也

---

[1] 原则 A：善行和无伤害原则——心理学工作者应努力为其服务对象带来利益，避免造成伤害。心理学工作者不仅要维护与其有专业关系及受其影响的人的权利和福祉，同时也要维护动物研究对象的利益。当心理学工作者的各种责任存在冲突时，他们要以负责任的方式解决这些冲突，避免或尽可能让伤害最小化。由于心理学工作者科学和专业的判断与行为会对其他人的生活造成影响，因此他们必须小心谨慎，避免由于个人、经济、社会、组织或政治因素滥用自己的影响力。心理学工作者应努力认识到自己的身心健康状况对其助人能力可能造成的影响。——译者注

[2] 2.06（a）和（b）条：（a）如果知道自己的个人问题有可能影响工作表现，心理学工作者要避免从事此类工作；（b）如果心理学工作者意识到自己的个人问题会干扰工作表现，要采取恰当的措施，如寻求恰当的专业会商和帮助，从而决定自己是否要限制、中止或结束工作。——译者注

会增加受督者患替代性创伤（vicarious traumatization）的风险。

接受研究生训练的心理学工作者常常发现自己很难记起去参加以前支撑自己的各种休闲活动。在本书第一作者弗兰德教授的一堂名为"专业角色"的课程中，学生们报告说，研究生院的高强度学习和训练要求使他们没有时间去享受音乐、舞蹈、阅读、运动、体育锻炼、瑜珈、正念或其他任何类似的活动所带来的乐趣，而这些活动很可能会缓冲替代性创伤、情绪耗竭和职业倦怠带来的伤害。学生一直沉浸在治疗工作中，而这份工作要求全职、高亲密度、保密性，而且投入多回报少（APA, 2014, 2015），这又加剧了上面提到的职业倦怠等状况。督导师与自我关照的关系很复杂：一方面他们敦促受督者保持健康，另一方面他们又希望受督者做更多的工作，接更多的新个案，参加更多的专业活动，工作更长的时间。而且，督导师不一定能预见到连轴转的临床工作和来访者披露的高强度创伤性材料会引发受督者强烈的情绪反应；受督者可能也不会主动披露这种影响。此外，对机构员工的高工作量要求减少了同事之间的闲聊或相互给予支持的时间，这本可以平衡长期高强度暴露于来访者带来的压力、冲突和痛苦给咨询师带来的伤害，减少社会隔离。受督者工作的环境可能只接待经历过创伤的来访者（例如遭受过儿童虐待、性虐待、创伤后应激障碍的来访者），他们没有办法选择见哪类来访者，而有能力选择接待哪些来访者可能是防止出现职业倦怠的一个保护性因素。Pope（1994）描述了这样一个矛盾：一面是高强度的工作压力，另一面是公众和心理学工作者本身对这一角色的误解——心理咨询中都是来访者在说话，心理学工作者只用默默倾听，因此他们不会受到伤害。

有多少督导师让自我关照变得更加可行，而不是简单地在受督者已经满得要溢出来的日程上再加上"自我关照"这项任务？Johnson、Barnett、Elman、Forrest 和 Kaslow（2013），Johnson 和同事（2014）指出，我们需要创建一种社区文化／胜任力社区，一个督导师自己愿意践行并灌输给受督者的概念。他们建议创造一种真诚一致和自我觉察的文化，使督导师有可能去示范如何进行自我评估、做到真诚一致和不防御。这一模型将在第九章详细说明。

有计划的和刻意的练习

开展基于胜任力的临床督导需要督导师有计划的和刻意的练习。一组最新的对音乐和医学等领域的专家进行研究的文献表明，刻意练习会带来高水平的专业表现（Chow et al., 2015）。我们推测，督导领域与这些领域类似，在提升专业知识技能方面也使用了某些类似的原则和方法。在我们看来，我们首先需要做到的是下决心，要坚持开展基于胜任力的临床督导，然后严格落实该模型中的每一项要素。其次，可以有目的地发展和提高督导师开展督导工作的知识、技能和态度。督导师的胜任力可以通过刻意地、系统地、有目的地进行某些指定的练习（如建立督导同盟、关注个人因素）而得以提高。然而，在日常工作中简单地重复某项技能并不足以导致进步。看来必须要做的是针对（我们的方法中提及的）特定的知识、技能和态度进行特殊训练，就该模型进行不断的刻意练习，长期不间断地监控结果和反馈，并做出相应调整。与临床胜任力一样，督导胜任力的发展需要清晰地表述构成胜任力的知识、技能和态度，要走进包括自我观察与他人观察、评价、反馈和元胜任力的学习环。

第三章

案例演示：一次督导会谈的逐字稿节选

【本章摘要】作者在本章展示了为《基于胜任力的督导视频》（American Psychological Association, 2016）录制的一次督导会谈的逐字稿节选，用以说明在临床督导中使用基于胜任力的方法的一些特点。

在本章中，我们展示了为《基于胜任力的督导视频》（American Psychological Association, 2016）录制的一次督导会谈的逐字稿节选，用以说明我们所使用的方法的一些特点。我们还加入了在之前的督导会谈中讨论过的某些内容，以使督导过程更加完整通顺，也为本次会谈进行了背景铺垫。

受督者简介

在录制视频时，特蕾（Traci）*正在攻读 APA 认证的临床心理学博士研究生项目，并正在一家大学社区诊所（只看门诊）进行她的校外见习轮岗，她在该诊所主要从事心理治疗工作。在接受了认知行为疗法（cognitive behavior therapy，CBT）和辩证行为疗法（dialectical behavior therapy，DBT）的培训后，她正在寻求心理动力取向的督导，以提升她提供心理动力疗法的胜任力，她以前接触过该疗法并接受过一点训练，对该疗法有浓厚的兴趣。督导协议为期 2 年，每周进行 90 分钟的团体督导，与参加培训项目的其他受督者一起，并根据临床管理和专业训练的需要进行额外的个人督导。

督导师简介

督导师（Edward P. Schafranske）是特蕾注册的博士生项目的主管和教员。他对下面几个主题特别感兴趣：多种治疗模型在理论上和应用上的整合；根据训练和临床督导环境，运用临床试验支持的治疗模型，包括基于精神分析的治疗方案，如移情焦

---

* 会谈节选与其他的信息来自特蕾·班克（Traci Bank）和谢弗兰斯科的督导会谈，引用已获得了二人授权。

点治疗（transference-focused psychotherapy）、基于心智化的治疗（mentalization-based therapy），等等。

督导过程简介

督导的开展遵循了本书所提出的原则。与本次会谈关系最密切的要素是对个人因素的关注。在督导协议中，通过知情同意和澄清期待，对这些因素进行了明确阐述，双方就训练目标和达成目标的手段达成了共识（见第二章和第五章）。此外，还考虑了督导同盟以及督导师（主管、导师、督导师）和受督者（学生、临床受训者）的多重角色的影响，例如，临床督导的效果是否会对课堂成绩产生影响？反过来呢？

被督的治疗个案

简单介绍一下，这是一对一的个体心理治疗，来访者约翰，男，存在长期严重的人际关系方面的困难，难以自行调节内部紧张情绪状态，冲动，自大，符合边缘型人格障碍的诊断。治疗的基本方法从本质上来说是心理动力学的，运用了移情焦点治疗的一些原则，并整合了 CBT/DBT 与心智化治疗的一些技术。

督导会谈节选

谢弗兰斯科博士：我们先来谈谈你想从今天的督导中收获些什么，怎么样？有什么特别的问题是你觉得我们应该关注的？

特蕾：就我的个案量来说——暂时还没有个案管理方面的压力，但是我和约翰的工作还是很费劲。谢弗兰斯科博士，如果你觉得可以，我想花点时间和你好好谈下这个问题。

谢弗兰斯科博士：我之前看过你们的治疗录像，［里面有好多东西可以谈……又是一次很有挑战的会谈……我同意你的看法，没有临床管理方面的问题。［我之前］看过你的笔记；［它们写得］很详细，很好地［描绘出了］这个挑战的性质，还有你的治疗计划是如何实施的。我想说你写的那些笔记真的很好。让我们回看下录像，你想从哪一段开始？

点评：一旦督导师同意不存在急需处理的问题，会谈议程将以合作商讨的方式制定，关注受督者所表达的需求。我们对议程的看法与 CBT 取向的督导对议程的使用有些不同。我们将议程视作更灵活的方法，其组织是更具弹性的，以便应对在督导互动中自发出现的与训练相关的问题。除了制定议程外，督导师和受督者还就个案现在的状态发表了自己的看法（即与个案管理有关的问题），督导师也利用这个机会提供了简短的形成性反馈（例如，关于她的临床笔记的质量和内容）。

特蕾：现在让我最头大的问题［是每次会谈快要结束的时候］……一周周这么过去，我总觉得每一次他都像是要起身离开，或者干脆再也不来了，他一次又一次对我说他搞不懂为什么要来做治疗，或者跟我说治疗一点儿用也没有……［这些］总让我觉得自己该做点儿什么……我跟他解释过治疗过程是怎么回事……［而］他有一些观念……我得想办法赶走它们，可我不可能每一次都跟他解释一遍。

谢弗兰斯科博士：那我们一起来看看你是怎么理解约翰的这些行为的——［在］其他次的会谈里也看得到。你怎么理解每次治疗结束时［他就开始质疑］，他给你带来的感觉是你帮不到他，［他还］问治疗到底是个什么东西？所以，也许我们可以从动力学或者 CBT 的角度一起思考一下。你怎么来理解？

点评：督导师决定将关注点放在胜任力的知识维度，因为知识是胜任力表现的一个组成部分，对来访者的动力形成一个理论的和科学的理解有助于心理治疗师管理自己的反应。此外，知识及其应用是见习轮岗的一项目标，也是见习结束后总结性评价的内容之一。

特蕾：嗯——我觉得这百分之百是他自己感情的投射，他觉得我帮不了他——他家的动力就是那样的……我觉得他从来就没有得到过谁的帮助。他的父母从没满足过他情感和身体上的需要；

他的兄弟姐妹对他简直应该叫情感上的虐待……我能理解他的感觉，这世上没人能帮助他——他以前从来没有感觉到有人帮助过他，而我每次离开治疗室的时候都觉得自己什么也没做，感觉特别没用，特别糟糕。

谢弗兰斯科博士：所以它[1]也从你身上勾了点什么东西出来……约翰在会谈结束的时候开始失控，但它也在你身上——作为一个人，作为一个治疗师——勾起了什么东西。

特蕾：没错。

点评：受督者的联想表明督导关注点转移到了探索她的个人反应上，而没有一直聚焦在知识上。发生这一转移的部分原因是督导师从之前的督导会谈（以及受督者的课堂表现）中了解到她理解这些理论，并有充分的知识储备继续开展治疗。

谢弗兰斯科博士：谈这些有什么帮助吗？

特蕾：当然，有的。我想，虽然我已经做了几年治疗，但在这一大堆东西面前，我仍然觉得自己像个新手……我想它勾起了我对自己的胜任力的怀疑，或者说我到底能不能帮到别人……也许我做错了什么；但这很有意思，因为我刚刚还想起来来着，[我想起] 他以前说过，或者问起过，问他是不是漏掉了什么东

---

[1] 它指咨询师在来访者身上觉察到的来自来访者家庭的动力。——译者注

西……在这好像是有什么东西漏掉了，我想漏掉的就是我现在的感受。

谢弗兰斯科博士：那么，你们两个对此产生了共同的经验，在约翰的生命中"有什么东西漏掉了"，而他一次又一次，一天又一天地过来做治疗，对他来说很可能是个挑战。所以，如果我们退一步想……我们怎么理解约翰或者像他这样有［类似的］精神或心理挑战的病人？［你观察到的这些］跟什么人格类型或人格障碍是一致的？

点评：督导师把聚焦点拉回到知识，希望通过理解病人的人格功能来理解病人的行为，以帮助受督者管理她的反应。他本可以直接进入反移情/移情的平行过程（parallel process）[1]，但他选择了先聚焦于知识。这是为了加强受督者对自己已获取知识的利用；然而，督导师也可能（不自觉地）通过将注意力拉回到理论，来降低督导会谈中的情绪唤起。观看咨询会谈录像（以及以前的录像），看到病人激烈的、挑衅的反应和失控，会影响督导师，也会影响受督者。这是使用会谈录像的许多优点之一：督导师会被代入到一种更"接近真实体验的"的状态之中，对病人、受督者以及整个治疗会谈的动力有更多的情感性参与。

---

[1] 指督导关系复现了咨询关系的动力，对平行关系的讨论还可参见本书第五章"督导过程"小节。——译者注

特蕾：是的，我确实觉得……我知道我们在谈诊断时谈到过这个问题——［病人］既符合自恋型人格障碍又符合边缘型人格障碍的诊断标准——有时［它们］会一起出现，看起来那么相似……这太让我觉得困惑了……现在我对动力理论和取向有了更多的了解……还有动力理论是怎么做概念化的，DBT是怎么做概念化的……［我］对他，还有他支离破碎的自我意识有了更多的同情……那些有这些人格特质（边缘型人格障碍）的人会勾起我内心的混乱。［随后讨论了诊断和个案概念化。］

谢弗兰斯科博士：是的，那些面临人际关系挑战的病人常常会勾起我们［的反应］；这似乎就是你的感觉。

特蕾：我觉得我什么都做不了——我感觉卡壳了。

点评：受督者将焦点重新拉回到她的个人反应上，在下一段互动中，督导师挑战了她"什么都做不了"的说法，并在心中牢记移情/反移情的交互反应可能会影响受督者对自己的工作（和胜任力）的看法。

谢弗兰斯科博士：你觉得那是真的吗……你什么都没做？

特蕾：好吧，他一直回来做治疗，所以这可以证明我可能真的为他做了些什么……我看到他在识别和标记自己的情绪方面有进步，甚至他能更好地与他人沟通了。但我和他已经一起工作一段时间了，感觉有点……有时候，有点停滞不前。

点评：受督者回应了督导师的挑战，并进行了反思，把聚焦点放在了对来访者进步的现实评价，以及她停滞不前的感觉上。

谢弗兰斯科博士：你们俩都有同样的感觉……也许在会谈结束时，他又开始感觉到他必须离开治疗室，回到现实世界，他在处理感受和人际关系方面真的有很大问题，而他不得不在治疗室之外面对这些困难。我发现，如果我们只看治疗会谈刚开始的那一段，你的干预看起来是很有效的。你真的促使他做出一些自我反思了。〔然后〕会谈中有一刻……当他开始有点儿激动，变得……失控，我注意到你只是很安静地坐着，好像很坚定。然后他就冷静下来，真的能够去思考和反思了。所以，当你想到这个部分的时候，也许我们可以倒回去再看看。跟 8 个月前，或者一年前的他相比，你觉得自己对他有帮助吗？

特蕾：谢谢你指出来。有时候我很难看到来访者给我的反馈，所以谢谢你指出来。

谢弗兰斯科博士：不客气。我们看到了效果，看到他能更好地自我包容和自我调节了……但有些时候（不是在这次会谈中，而是在前几次会谈中），他会站起来大喊大叫……我想你待在那间屋子里一定感觉很难受。

点评：督导师同时例举了病人逐渐发展出反思能力和情绪失控的时刻，鼓励受督者反思现在和过去的经验。正如我们将在下一段看到的，受督者会重新回到她的感受上，督导师会做出回应，并试图将受督者的经验正常化，将其作为一种共情性支持。这位受督者后来反思到，在一开始，她觉得督导师将其正常化的做法对自己没有帮助，因为她不想有情绪唤起的感觉。

特蕾：我真的很想很想帮到他。

谢弗兰斯科博士：[他]真的激起了那些感觉……你认为这是一个合理的反应，是治疗师都会有的合理的经验吗？无论是实习生、博士生、见习生[或]哪怕从业30年的治疗师，你认为这是大家都会有的正常反应吗？

特蕾：嗯——我在想被激起来的部分……我不觉得……我希望我有足够的安全感，也许以我的能力来说它不该让我不安……但我想，你刚才想说的是，我们都是普通人。

谢弗兰斯科博士：是的，我们没法超脱自身的人性……这也勾起了我们对自己的胜任力和能不能帮到约翰的怀疑……很明显，你想帮他。

点评：督导会谈继续探索在治疗会谈快要结束时，当来访者高度活跃、挑剔和质疑时，受督者的反应及她在这一时刻的处理。她反思到，这激发了她去解决问题的责任感。督导师鼓励她进一步反思，随后受督者提到了依恋理论。

特蕾：他一直在预期……［他］一直在想，这段关系什么时候会破裂……我什么时候会被开掉……什么时候我的治疗师会说治疗到头了……想到这些我真是难过。

谢弗兰斯科博士：那你想到这些的时候，有没有什么想法冒出来？或者在会谈中，他觉得悲伤的时候，你和他是怎么处理悲伤的？你对他的个人反应是什么？

特蕾：我想我最想做的就是帮助他，帮助他处理他未曾有机会承认的创伤，帮助他过上快乐的和值得过的生活。作为一个普通人，我想我看到他那么努力地挣扎，我感到悲伤。

谢弗兰斯科博士：你觉得他能感受到你对他的关心吗？

特蕾：是的。

谢弗兰斯科博士：你真的希望他得到最好的。

特蕾：是的。

谢弗兰斯科博士：我们谈到了理论，谈到了技能，你能带给来访者，尤其是带给约翰许多东西，这只是其中一样。很明显，你非常关心来访者的福祉，有时候他可能会忘掉这一点；有时候可能你都会忘掉这一点，但我想在这给你一个反馈。那种真正想要帮助别人，去开始一段疗愈过程的态度，会体现在你所有的工作中。我想，在那些他大喊大叫然后离开的时刻，他说治疗丁点儿用都没有的时刻，那些你没有帮到他的时刻，你真的很难坚持去做对约翰做过的所有好的工作。

点评：受督者对依恋理论的了解使她对临床动力、对来访者对丧失（loss）的预期和体验有了更清晰的认识，同时也增强了她的情感体验和同理心。之后，她将注意力拉回到临床技能上，并在督导结束时询问她可以如何处理来访者的体验和失控。督导师对她的回应是和她一起讨论不同的理论方法，受督者熟悉这些方法，如 DBT，且在这些疗法上具备一定的胜任力。她批判性地检视了自己向约翰进行共情表达所带来的影响，并思考说这一技术来自移情焦点疗法。

讨论完与临床技能相关的干预措施后，她的语调变了，她说，"但这仍然很困难"。督导师意识到，受督者正在将注意力拉回到她的个人反应上，这表明她有很深的感受。他决定更深入地探索她的反应，同时注意不要滑向治疗师角色，或者说注意不要与受督者开始进行心理治疗（这将构成越界行为，会损害督导同盟和督导工作的正直性）。

谢弗兰斯科博士：你现在想到什么了？和约翰一起工作对你来说最困难的是什么？

特蕾：我想，当看到他的经历，看到他不得不经受的东西时，我最主要的感觉是悲伤……知道在这些时刻……我能做的只有一点点……还需要花很长时间。

谢弗兰斯科博士：我在想……你曾多次提到悲伤，而你［似乎］有一种感觉，它正把你内心中的什么东西勾出来。我说这些不是为了讨论个人议题，因为督导不是治疗，但是当你和约翰坐在一起的时候，你认为悲伤是妨碍了你和约翰待在一起，还是作为一种共情的感觉，让你更靠近他？

点评：在这里，督导师提醒了受督者什么是回应性，什么是反应性[1]。（他们在以前的督导会谈中曾就此做过讨论）。

谢弗兰斯科博士：我们可以谈谈情绪反应性——因为我们的情绪被强烈地唤起——我们就真的没办法去共情了，我们可能会失去与来访者一起工作的能力。就你的经历而言，哪些地方你变成了一个普通人？你认为你是在做灵敏的回应，还是说他的情绪太强烈，导致你出现了反应性？

特蕾：我想在我和他一起工作的过程中，我的回应性更多而反应性更少了，我意识到他最初带进治疗室里来的情绪是他的愤怒，[而愤怒是他]抵御悲伤[的方式]。一旦我开始回应而不是反应……我就能够真实地镜映出他深藏的悲伤，这大大改善了我们之间的关系，也提高了他调控情绪的能力。

点评：因为受到[受督者]个人反应、态度（如受督者对约翰的共情性关注，以及想要帮助他的真诚愿望）、反思以及对知

---

[1] 二者的概念和区别可参见本书第五章。——译者注

识和技术的讨论的影响，会谈会变得起起伏伏。受督者对自身个人反应性的探索使她对来访者产生了一个重要的洞见，即他利用愤怒来防御悲伤和丧失。她意识到自己的反移情反应（个人反应）可以为治疗服务。应当强调的是，督导师将其对受督者个人反应的核查锚定在受督者的治疗行为上，并没有对受督者进行心理治疗式的探索。督导师帮助受督者思考可以用什么干预方式管理病人在会谈即将结束时变得失控的情况。督导师从 DBT 和心智化疗法中抽取了一些可以使用的干预方法，而受督者在这两种疗法上都具有胜任力。

当督导会谈临近结束的时候，考虑到病人的易变性和他过去的行为，督导师把会谈焦点转向安全问题。督导师和受督者一起观察病人，指出病人块头很大，有时候可能相当吓人（例如，当他大喊大叫时），并直接询问她对自己的安全有何感受。她回答说她从来没有感到不安全或受到威胁。督导师进一步探讨了这一点，讨论了受督者采取了哪些安全保护措施。她描述了她采取的一些实用的措施，包括要求诊所的同事注意任何警示信号或明显的"说话音量变大"。督导会谈的结束部分包括提供反馈、听取受督者的意见，以及未来治疗计划。在接下来的督导会谈中，受督者报告说，她在治疗时感觉更自在了，她自己的情绪管理能力也增强了，她能更好地处理来访者的失控了。

反　思

　　上面的督导会谈节选和点评只是对基于胜任力的临床督导实践的一瞥。在我们看来，会谈（以及整个督导）的有效性取决于刻意地关注知识、技能、态度和价值观对治疗行为的重要影响，关注督导同盟（以及基于胜任力的临床督导的其他方面）。在督导工作一开始就签订督导协议的重要性，再怎么强调也不过分。协议包括明确地陈述督导目标，就双方对自己、对对方、对关系的期待达成共识。督导一开始就训练目标达成了共识，即提高受督者进行心理动力治疗的胜任力。后来针对个案的临床需要，对这些目标做了进一步调整，将 CBT、DBT（通过以前的培训，她具备了相关的胜任力）和移情焦点治疗的理论与临床技术也整合进来。对达成督导目标的手段进行不断的讨论，用一种开放的态度征求受督者关于督导干预有效性的反馈意见，有助于提高督导工作的有效性并增强督导同盟。

　　本次会谈还说明了学习环的使用，并将重点放在了直接观察（即回放录像）上，鼓励受督者进行反思性实践，提供评价和持续的形成性反馈，最后帮助受督者制订治疗计划。尽管本章的讨论集中在提高受督者的自我觉察和临床胜任力的督导过程上，但督导师和受督者始终牢记他们的第一职责：来访者的福祉。这不仅反映在整个会谈（和其他所有的会谈）中，还反映在受督者对来

访者的承诺上，以及反映在她的督导师的投入上，督导师为有效
地监督和督导个案创造了各种条件，并运用明确的、元理论的、
基于胜任力的方法来进行临床督导。

第二部分

核心胜任力及其在督导中的应用

第四章

多元文化与多样性

【本章摘要】对多元文化与多样性的胜任力进行督导是一项伦理要求。无论临床服务的性质如何，个体差异和情境因素都必须在整个专业实践中加以考虑和整合。尽管心理学研究生也受到社会文化视角的影响，但在临床督导中，受督者须发展出运用原则和知识来保证文化敏感性并提供恰当的心理服务的技能。

对多元文化与多样性的胜任力进行督导是一项伦理要求。无论临床服务的性质如何，个体差异和情境因素都必须在整个专业实践中加以考虑和整合。尽管心理学研究生也受到社会文化视角的影响，但在临床督导中，受督者须发展出运用原则和知识来保证文化敏感性并提供恰当的心理服务的技能。训练的关键是督导师示范如何传达（并实践）出一种态度：尊重多样性，并承诺提升多元文化胜任力。弗兰德和谢弗兰斯科（2004）将督导多样性（supervision diversity）或多元文化胜任力（multicultural competence）定义为：

> 督导师和受督者二人的自我觉察的结合（incorporation），围绕来访者/来访家庭—受督者/治疗师—督导师三方的互动，运用这三方所有的多重多样性身份。它需要觉察、理解和欣赏来访者的、受督者/治疗师的以及督导师的假设、价值观、偏见（bias）、期待和世界观的交集（intersection）；整合与运用适当的、相关的和具有敏感性的评估及干预策略与技术，并考虑到更大的历史、社会和政治环境与变量。（p. 125）

多元文化胜任力，或"多样性"，如美国心理学会在《指南》（2014, 2015）中描述的那样，需要清晰地认识到胜任力（知识、技能、价值观/态度）并关注督导师、受督者和来访者三方的多重多样性身份。《指南》中有两条专门讲到这个问题。《指南》第二条写道："督导师应有计划地努力提高其多样性胜任力，以建立相互尊重的督导关系，并促进其受督者的多样性胜任力"（APA, 2014, p. 15）。第四条写道："督导师应了解偏见、歧视和刻板印象的影响。如有可能，督导师应示范为了当事人/病人的最大福祉，如何声援当事人/病人的权利并促进组织和社区的改变"（APA, 2014, p. 16）。督导师不仅要做到尊重、自我觉察、了解最新的文献和研究，还要将多元文化和多样性融入临床和督导实践的方方面面。

心理学工作者往往会高估自己的多元文化胜任力水平（Hansen et al., 2006）。即使心理学工作者和受训者具备这种胜任力，在治疗中他们的实际表现也可能没有达到胜任的要求（Sehgal et al., 2011）。同样地，在临床督导中，虽然督导师宣称自己会向受督者提出多元文化的问题并进行讨论；但受督者反驳说，如果进行过任何讨论，问题都是由受督者而不是督导师先提出来的（Duan & Roehlke, 2001）。在团体督导中，与督导师的多元文化身份的冲突，以及对多元文化理论的误用，都表明督导师和受督者缺乏多元文化胜任力，这会加剧团体冲突（Kaduvettoor et al., 2009），还削弱了对来访者的关怀。对于受督者来说，他们的督导师在文化上不敏感会让他们感觉痛苦，并担忧来访者的福祉（Jernigan, Green, Helms, Perez-Gualdron, & Henze, 2010; Singh & Chun, 2010），因为督导师自己的刻板印象、偏见、缺乏多元文化胜任力，他们可能会误解来访者的表现。

我们认为，Falicov（2014）提出的多维社会生态学比较方法（multidimensional ecological comparative approach）模型，为多元文化和多样性话语以及督导和临床实践的干预提供了良好的结构框架。对于受督者和督导师而言，一般社会生态系统参数包括：（1）移民与文化适应，（2）生态环境，（3）家庭组织，（4）家庭生命周期；来访者、受督者和督导师的这些参数不可避免地会相互交叠。也就是说，督导师和受督者需要站在"不知"（not-knowing）和好奇的后现代立场，考虑每一项要素，考虑从文化边界或相互重叠的生态维度中浮现出的世界观、偏见和理解。Falicov 还描述了生态位（ecological niche）或多重背景（multiple contexts），它是包括了归属感、参与感和身份认同的身份集合。生态位是督导三方（督导师、受督者和来访者）任意两方共有的文化边界，重叠区域有类似之处，也有不同之处，如种族、宗教、族群或性别。这一概念使讨论和理解超越了简单的族群差异讨论，将文化提升到了临床实践和督导的突出位置。

我们经常发现受督者担心他们对来访者的理解会因缺乏共同身份而受到限制。例如，一位美籍华人受督者报告说，当他对一个美籍亚美尼亚家庭进行治疗时，家庭里的母亲经常说，整个家庭认定受督者对他们的文化一无所知。受督者对此感到很尴尬，因为母亲说的是实话。他的督导师建议说，这恰恰是个好机会，可以探索母亲和其他家庭成员如何看待离婚，探索离婚在他们的文化背景中对他们每个人意味着什么。采取好奇的和尊重的态度为家庭分享他们的观点和让受督者理解家庭提供了机会，家庭的某些方面（如对母亲一方大家庭的依赖、对长辈的尊重）是受督者熟悉的，而其他方面（如隐私和对父亲一方大家庭的疏远）是受督者不熟悉的。从代际上说，受督者的年龄和家中最大的孩子的年龄最接近，受督者也从大孩子的位置反思了离婚这种情况给家庭造成的社会经济地位的损失。家庭主动解释并探索了如何处理与父亲的艰难关系，他离开了家庭，让妻子和孩子感到羞耻，他们不知道该如何面对在背后对他们疏远父亲的做法指指点点的邻里。受督者在督导中反思，来访者和他的原生家庭有一些意想不到的共同点，比如强烈的羞耻感和邻里对离婚的反应。概念化的过程将受督者带出了文化刻板印象和过度概括化，而进入了一种包容的、回应的状态。督导师的年龄更接近来访家庭的父母，他示范了如何用"知"和"不知"的立场（Falicov，2014）来处理在治疗现场观察到的母亲和孩子之间的动力。这位母亲说，自己总的说来过于放纵孩子，但她也承认自己变得越来越放纵孩子了，她通过放纵孩子去弥补所发生的一切，并减轻她对离婚的内疚感。受督者太过急切地提出一个行为奖励策略，以减少母亲的过度放纵的行为，并使孩子们的好行为获得奖励。对这一情况，督导师敦促受督者站在文化"不知"的立场，帮助他让家庭和他一起合作探索在治疗工作中新发现的"放纵"对家庭里的每一位成员意味着什么。这一方法使家庭意识到，大堆的礼物可能掩盖了强烈的丧失感；礼物是分心的东西（尤其是电子游戏设备），导致家庭成员之间的距离、回避和隔离。在这一个案中，督导需要知识、技能和态度的结合，以帮助受督者反思自己的情绪反应，并在治疗中把自己的经历和家庭的经历区分开。

　　我们建议在督导同盟建立之初就关注多重多元文化身份问题。这可以通过多种形式展开，如督导师进行一次小范围的、有目的的自我暴露，或讨论在个案评估、概念化和制订治疗计划时，我们带入的世界观和个人贡献的重要性。督导师的自我暴露可以是"我和你，还有你的来访者是两代人，我们需要思考一下我们带入工作中的不同的世界观"。进行自我暴露的目的是强调有时甚至是很明显的文化差异——或那些可能被错误地推断的差异。错误的推断和随后做出的想当然的假设可能会使督导同盟变得紧张或发生破裂。例如，一位来自新加坡的受督者报告说，她的督导师想当然地以为她是日本人，责怪她在日本发生海啸后没有回国去帮助"她的人民"。督导师对受督者的祖国、价值观和文化义务的想当然的假设让他犯下了文化微侵犯（cultural microaggression）的错误。这样的微侵犯（即行为上的或言语上的、无意的或有意的互动或交流）可能诋毁、否定受督者或制造敌意，从而加剧与文化身份（如种族、民族）相关的差异，并对关系产生有害的或不和谐的影响（Sue et al., 2007）。

个案片段

下面，我们会展示两个个案片段，来说明影响身份认同和人际关系的多样性的多个方面，在督导的背景下思考一下这些多元文化的层面。

个案片段 1

受督者的新督导师是一位出生于美国加利福尼亚州的 28 岁

白人。受督者在呈报她的一个家庭个案的开头就说到，个案中的父亲是从南非移民过来的，母亲则来自美国中西部。督导师打断了她的话，生气地问她，为什么要先报告这些信息，为什么不先说当前的问题。受督者解释说，她是通过一个文化的框架来对夫妻之间的问题进行概念化的，像这对夫妻，他们对世界的看法如此不同，部分原因是他们是跨种族婚姻。督导师回应说，这些都只是假设，会使督导存在偏见，还可能使治疗也存在偏见。督导师要求受督者只提供临床材料，而不讨论来访者本身。受督者感到很难过，因为她试图解释，个案的核心动力之一就是丈夫是黑人、移民、年龄比妻子大很多，他对女性持高度传统的看法；他的妻子情绪越来越低落，感到越来越与世隔绝，越来越难以与他待在一起，因为他不想让她回到学校去攻读她想要的研究生学位；尽管两年前当他们结婚时，他曾向她保证说她可以去。受督者想进一步解释，她自己是一位黑人女性，而来访家庭的情况（受督者与丈夫都是黑人身份，与妻子都是年轻女性身份）对她来说很复杂，她想处理自己对来访家庭的感受，并将其作为一种手段以更好地理解如何继续治疗。

如果这位督导师来找你做会商，你会说些什么？你会提出什么问题？下面问题供参考：

- 你与这位受督者或这个个案工作时的表现，与你平时在督导中的表现是否不一样？如果不一样，是因为什么？

- 对来访家庭的多样性的描述中有什么让你生起气来并打断了受督者的话？是什么触发了你的反应？当你在督导中被触发时，你通常会如何处理？（然后专门表扬一下督导师来找你会商。）
- 你认为受督者对你的反应如何？这给你们的督导同盟带来张力或让同盟破裂了吗？或者说你们有没有建立起督导同盟？你们之前是否讨论过你自己和受督者的多样性身份，讨论过这些身份会如何影响对来访者的治疗和评估吗？

    思考一下你处理来访者、受督者和你自己的多重多样性身份的胜任力。想想你的知识、技能、态度以及它们的交集。例如，如果你与受督者共享性别和年龄的文化边界，受督者与丈夫共享种族边界，但你们在原籍国、传统价值体系、性别角色信仰、教育水平以及其他可能的多重身份方面存在着巨大的差异，思考一下这些相似性和差异性对你进行的督导会产生什么影响。

    帮助督导师更好地回应受督者的问题还可参考：

- 在之前的督导中，督导师是否与受督者讨论过如何对个案进行描述和呈报的期待？
- 督导师是否应该与受督者安排一次紧急会谈，来修复同盟的破裂或张力？
- 督导师该如何向前推进，以确保受督者的个案获得恰当的督导？

- 关于妻子的抑郁和当前的问题，需要了解更多的信息，在这一点上督导师是对的，但为什么受督者在文化的框架下提出这个问题让督导师那么难受呢？

个案片段 2

受督者是一位来自菲律宾的留学生。督导师是一位 55 岁的白人男性心理学工作者。这位受督者描述了他新接手的个案，是一个来自菲律宾的家庭，家中有两个十几岁大的儿子，正处在叛逆期，学业不及格。受督者说来访家庭希望他能去拜访他们家，因为他们想就这个问题进行祷告，他们觉得受督者必须和他们一起做祷告，才能继续治疗。此外，治疗师还可以与大家庭的成员见面，包括 97 岁的曾祖父，他是家庭的族长，他不出门，但参与家中的每一项决定。还有，这个家庭希望治疗时用塔加洛语，即受督者/治疗师和这个家庭的母语。督导师说，这一切都不可能，因为这将构成一种多重关系，因此，在伦理上是站不住脚的。此外，机构里没有哪位督导师听得懂塔加洛语，没人能够督导用塔加洛语做的治疗。

- 这一情境提出了哪些督导议题？
- 这里的文化边界、世界观和胜任力都指什么？
- 在机构、督导师、受督者/治疗师和来访者之间出现的紧张感（tension）是什么？如何处理这些紧张感？

- 文化边界可以如何转化为受督者的一个强项，而不是一个
  累赘（Pettifor, Sinclair, & Falender, 2014）？

尊重个体多样性：复杂的挑战

另一类多样性问题涉及受督者（或临床医生）对自身多元文化身份的承诺和忠诚可能与来访者的需要或与心理咨询的专业价值观相冲突。临床督导很少讨论宗教问题（Inman et al., 2014），研究生教育和临床培训也是如此（Shafranske & Cummings, 2013）。此外，与美国普通民众相比，心理学工作者对宗教的关注程度要低得多；这似乎也影响了他们的态度，让他们忽视了来访者的宗教或精神信仰与临床的相关性（Shafranske, 2014）。价值观冲突引发的法律诉讼越来越多，受督者可能会因为自己的宗教信仰和价值观拒绝与某类来访者一起工作。用 2011 年的一个案件举例，珍妮弗·基顿（Jennifer Keeton）——美国佐治亚州一所州立大学的硕士研究生——告诉教员，由于她的基督教信仰认为"同性恋"是一种不道德的生活方式，她主张通过转化疗法（conversion therapy）来改变来访者的性取向。当教职员介入并提出矫正计划[1]时，她拒绝执行，因此被学校开除，后来她起诉了大学。法院裁

---

[1] 矫正计划见第七章。——译者注

定，基顿没有必要改变自己的信仰，但她不能把自己的信仰强加给自己的来访者。

2012 年的一个案件是，朱丽·沃德（Julea Ward）是美国东密歇根大学的咨询专业硕士研究生，她表示，她的基督教信仰禁止她"承认同性恋"，她认为同性恋是不道德的，是一种错误的生活方式。在硕士项目的第二年她进行见习时，见习点分配了一位同性恋来访者给她，她告诉她的督导师，她可以和来访者谈其他的问题，但她不能处理同性恋关系问题。在拒绝执行矫正计划后，事态最终发展到她被校方开除。她起诉学校侵犯了美国宪法第一修正案赋予她的权利，地方法院做出即决审判，尊重学校制定的中立政策（Ward v. Wilbanks, 2010）。但当沃德上诉到高级法院时，高级法院的结论是，如果站在沃德的立场，一个合理的裁决应当是沃德胜诉，而不是学校胜诉。高级法院驳回了地方法院的即决审判，并指出，"一个合理的裁决应当得出以下结论：沃德的老师们将她从咨询培训项目中开除是因为不满她的言论和信仰，而不是因为她违反了转介的政策"（Julea Ward v. Politel, 2012）。此外，高级法院还得出结论说，美国心理咨询协会（ACA, 2005）的《伦理守则》并没有禁止基于价值观的转介行为。也就是说，高级法院的解释是伦理守则允许恰当的转介，当治疗师"认为自己没有足够的能力为来访者提供专业帮助……必须避免与来访者建立或继续保持咨询关系"（ACA，2005，p.6）[1]。然而，这一点一直存在争议，因为一位受督者和一位持有从业执照的工作者所负的责任是不同的；美国心理咨询协会此后修订了其伦理守则，以彻底澄清这一点（ACA，2014）。

高级法院的裁决考虑到了一个问题：学校因某一合乎情理的教育目标而制定和采纳的政策，是否对拥有不同信仰的所有学生都平等适用？这些法律诉讼案和诉讼过程强调了考虑到知识、技能和态度，在胜任力评估中去分析它们，并反思性地去处理与伦理守则或专业设置不符的价值观、冲突和态度的重要性。

这些裁决也告诉教职员和督导师，当学员选择在专业领域按照个人价值观行动的时候，当学员的价值观与心理咨询专业伦理相冲突的时候，他们该如何处理这种情况。这可以通过添加明确的声明来实现，例如，"受训者不需要放弃他们的个人或宗教价值观"（Bieschke & Mintz，2012，p. 202）以及"我们期待受训者能够获得与所有的人群开展工作的胜任力，并展示出动态的对不同的世界观的容纳力（dynamic worldview inclusivity）的胜任力"（Bieschke & Mintz，2012，p. 202）。对训练项目和督导师的思维定式，以及对所有受训者招募和训练项目的说明文件来说，添加这

---

[1] 《美国心理咨询协会伦理守则》A. 11. b：如果咨询师认为自己没有足够的能力为来访者提供专业帮助，他们必须避免与来访者建立或是继续保持咨询关系。咨询师需要清楚地掌握从文化和临床考虑上都适合的转介资源，并推荐给来访者。如果来访者拒绝转介，咨询师应当终止咨询关系。——译者注

样的措辞和概念是相当重要的。然而，即使在这一问题上进行了知情同意并取得了共识，受督者也可能发现他们会遇到与他们有价值观冲突的来访者。创造一个相互尊重和反思性的环境（Curry, 2015），是训练项目和督导工作必不可少的组成部分。

　　给那些觉得自己胜任力不足、无法和来访者一起工作的受督者进行督导时，督导师应当先帮助受督者框定当下的情境，帮助受督者回想过去处理困难的来访者的经验，比如第一位有高自杀风险的来访者，一位与受督者的生活状况、个人历史和外貌完全迥异的来访者。对于督导师来说，采取一种反思的、价值中立的立场是至关重要的。框定情境之后，督导师可以（与受督者）一起合作，评估受督者的知识、技能和价值观，以确定哪些是受督者的强项，哪些是待发展的胜任力，哪些是可能导致受督者不想和来访者工作的胜任力。在督导同盟的形成过程中，上述工作大部分都已经完成了；督导师可以回顾一下当初建立同盟时所做的基础工作，并将其框定为当下面临的一个新机遇和新挑战。将对来访者的责任委托给受督者是督导师的一项伦理责任，"采取合理的步骤，仅授权给那些在教育、培训或过往经验上能够胜任此项责任的人，无论其是独立完成还是在可获得的督导的帮助下完成"

［APA, 2010, 第 2.05（2）条[1]］。因此, 督导师应当判断来访者是否超出了受督者目前的胜任力范围, 并制订干预计划, 例如, 可以由更有经验的教职员进行现场观察, 督导师可以与受督者进行协同治疗（cotherapy）[2], 可以由另一位拥有丰富的性少数人群工作经验的临床工作者与受督者进行协同治疗；作为这些干预计划的补充, 可以提供阅读资料和体验活动, 回看录像, 或采取其他步骤与受督者一起定义当下的情境, 将其作为学习环的一个部分。

我们在工作坊中发现, 针对这些情境进行角色扮演, 并请受督者谈一谈他之前处理过的最困难的来访者的情况, 从这个角度进行讨论常常会取得很好的效果。通过这种方法, 参与工作坊的人能够探索各种策略和技术, 分享当他们取得进步时、当治疗成功时他们的内心感受。一些督导师可能会自我暴露, 某位来访者的信仰体系与他们自己的有非常大的不同, 而他们是如何培养自己对来访者的共情并以尊重的态度和来访者进行工作的。结合对态度的自我觉察、对探索情绪反应的开放性、对知识和技能的考

---

[1] 第 2.05 条, 委托工作给他人: 心理学工作者将相关工作委托给下属、受督者、研究助手或助教, 或其他服务人员（如翻译）, 须做到:（1）避免将工作交给与服务对象有多重关系的人, 以免对服务对象造成剥削和失去客观性；（2）保证交给他人的工作是其胜任力所及范围内的, 且能够在其教育、培训、过往经验的基础上独立完成, 或是能够在督导的帮助下完成此项工作；（3）保证这些人能够有效地完成工作。——译者注

[2] 指督导师以治疗师的身份和受督者一起出现在治疗室, 共同与来访者进行工作。在协同治疗中, 督导师可以作为主要治疗者, 受督者更多在一旁观察督导师的行为；受督者也可以作为主要治疗者, 督导师从旁观察并在必要时作为主要治疗者介入治疗。谁作为主要治疗者取决于来访者当下的需要和督导双方的胜任力水平。——译者注

虑，以及基于胜任力的督导的所有组成要素，实现了对"动态的、不同的世界观的容纳力"的坚守。

小　结

鉴于这一任务的复杂性和重要性，临床督导担负着确保下一代健康服务心理学工作者多元文化胜任力发展的特殊责任。督导师需要仔细评估自己的胜任力和专业承诺，并充分认识到当他们使用某些知识、技能和态度时，他们的一言一行所产生的示范影响。此外，督导师鼓励受督者就那些影响其理解来访者的多元文化身份和观点、就那些激励其工作的价值观进行自我觉察，以促进其专业发展。最后，临床督导支持循证实践的运用（APA Presidential Task Force on Evidence-based Practice, 2006），做到在提供临床服务时考虑到来访者的价值观和偏好，阅读现有的科学文献，并扩展受督者和督导师的专业知识技能。

第五章
处理个人因素、回应性与反应性[1]

【本章摘要】临床督导提供了一种关系、情境和过程，以提高受督者对影响专业实践的个人因素的作用的觉察，并保护来访者不受源自受督者个人因素的不当行为的影响。在本章中，作者提出了解决个人因素的伦理要求，讨论了个人反应性的性质（在文献中通常称其为反移情），并提出了一种探索和管理个人因素的督导方法。

提供心理服务，尤其是心理治疗，是一种"无法还原的人性的相遇（irreducibly human encounter）"（Norcross & Lambert, 2014, p. 402），也因为如此，它受到个人因素和专业因素的影响。研究生教育和临床训练帮助受督者形成一种专业的态度，并塑造他们

---

[1] 反应性（reactivity）：与反移情（counter-transference）同义，在美国很多认知行为取向的学者反对使用"反移情"（来源于精神分析）这一术语，而使用"反应性"；回应性（responsiveness）也有反应、响应的意思，为了和"反应性"相区分，使用"回应性"一词，指咨询师对来访者（言语、行为和情感）的适度的回应。——译者注

在临床设置中与来访者和其他专业人士进行互动的方式。这样的训练基于临床工作者人际互动的特质及其个人背景。谢弗兰斯科和弗兰德（2008）指出：

> 我们每一个人，远在我们进入研究生院或接待第一位来访者之前，就已经形成了与他人建立关系的基本方式。我们吸取了来自家庭和文化的人际关系风格，内化了关于人性的态度和信念，吸收了我们居住地的世界观和该地关于道德、社会、政治、文化、知识、性别、经济和精神信仰的习俗观念。这些我们无法逃避的身份框架，塑造了我们与周围环境互动的方式，建立了我们对自己和他人的基本假设，树立了我们的伦理价值观，灌输给我们一种在这个世界中自在自如的感觉。我们的个人身份不仅仅是内化的产物，它也受到不断变化的、有时突然涌现的意义和动机的影响……我们可能会质疑（甚至拒绝）构成我们多元文化身份的最原初的成分；但是，这些最原初的成分会深刻地影响其他的成分。（p. 98）

就像要去评估多元文化身份带来的影响一样，我们也要对个人因素带来的影响进行评估；一系列的个人因素形成了关于意义的框架，该框架会影响关系，包括与病人的专业关系。临床督导提供了一种关系、情境和过程，以提高受督者对影响专业实践的个人因素的作用的觉察，并保护来访者不受源自受督者个人因素的不当行为的影响。在本章中，我们提出了解决个人因素的伦理要求，讨论了个人反应性（在文献中通常称为反移情）的性质，并提出了一种探索和管理个人因素的督导方法。如何处理受督者的反应性的督导实例，可参见第三章。

在临床督导中引导受督者探索个人因素

在督导刚开始讨论督导协议中的期待条目时，就可以引导受督者讨论个人因素。非常重要的是，要意识到"个人对治疗和督导的贡献 / 作用（contribution）[1]"是胜任力基准的一项要求（Fouad et al., 2009, p.S22），是伦理的一项要求（APA《伦理守则》第 2.06 条[2]），是临床督导不可或缺的一个成分，是符合《指南》（APA, 2015）的要求的。另外，必须就此与受督者达成知情同意，并遵守《伦理守则》第 7.04 条的规定：

> 学生个人信息的自我暴露：心理学工作者不应要求学生或受督者在与课程或培训项目相关的活动中，以口头或书面

---

[1] contribution 直译为贡献，也有主动、促成作用的意思。——译者注
[2] 见第二章"自我关照"小节译者注。——译者注

形式暴露其个人信息，诸如性生活史、被虐待/被忽视史、心理治疗史、与父母/同伴/配偶/重要他人的关系。但以下情况除外：（1）课程或培训项目在招生和课程介绍中已明确了这一要求；（2）这些信息对于进行评估是必不可少的，或者有充分理由判定某些学生的个人问题会导致其无法胜任培训或专业相关活动，或者可能会对其自身或他人造成威胁。

像其他的胜任力一样，这一专业表现也要求运用一组特定的知识、技能和态度。

知识

根据其所接受的教育和既往的临床训练的性质，不同的受督者所拥有的关于个人因素（或反移情）的知识存在显著差异。比方说，如果他们参与的是精神动力学取向的研究生培养项目，很可能接触过大量的反移情理论，因此他们对于检视自己对治疗过程的影响已经非常擅长。但是那些主要接受认知或行为取向的教育和训练的受督者，对这样的概念的理解就会比较少。因此，同时也是为了与我们的方法相一致，我们认为督导师应当去评估而不是想当然地假定受督者拥有哪些知识。

传统上，个人因素是通过反移情这一概念（起源于精神动力学理论）的视角来进行理解的，而我们建议和提倡使用的是一种超越理论的和现象学的方法 *。在我们看来，一系列的个人因素，包括多元文化的身份和价值观，[以及未解决的个人冲突，Hayes 和 Gelso（2001）中对此有更详尽的讨论]影响了我们理解自己、理解他人以及与自己和他人建立联系的最基本的方式。提出这一看法并不是想去削弱个人冲突的重要性，而是想去扩展更广阔的视野，去思考所有的个人贡献对治疗关系和督导关系的影响。另外，我们还想指出，从定义上看，所有的临床理解与临床行为都受到专业因素和个人因素（包括个人价值观和文化价值观）的影响；因此，能觉察到我们都是透过自己的滤镜去理解人以及与人建立关系，是一项重要的需要发展的胜任力。

临床工作者无时无刻不受到个人因素的影响，当临床工作者处于高度的情绪状态当中时，其影响力尤甚——比如，当临床工作者发现和处理丧失、创伤、内疚或人际冲突情况时。对受督者的情绪唤起进行测量是督导的一项常规工作，实际上，不管在治疗中受督者处理的是哪个心理议题或健康问题，都应当要求他们与来访者有心理上的接触。情感上的投入是临床工作者的能力，能够帮助他们理解来访者，也让来访者感觉到自己被理解了。但是，有一些临床情境会唤起临床工作者高度的情感反应性，会削弱他们与来访者的体验同频及其共情回应的能力。

我们设想的是一个从情绪回应性到情绪反应性的连续轴，

---

* 本章引用了 Falendaer & Shafranske（2004, 2012a）和 Shafranske & Falender（2008）中的内容。

在轴的一端是情绪唤起带来的回应性，其结果是共情；在轴的另一端是过度唤起（有时候是情感抑制，缺乏唤起）激起的反应性，其结果是阻止了受督者对来访者的主观体验进行共情。这样的情绪反应性（反移情的必要条件）限制了受督者的同频能力，可能导致与病人失去心理联系，并且（取决于反应性的性质）损伤治疗关系。虽然这里描述的是极端的反应性的例子，但还是存在许多影响治疗关系和治疗过程的更细微的反应性的例子。不同的反应可能源于不同人的态度和信念的差异，来源于个人偏见和文化偏见，来源于不同的世界观，或者是由于受督者与病人有同样的经历，或间接地暴露于来访者的创伤中所引发的。督导师可以帮助受督者，培养其识别个人因素作用的洞察力，帮助其发展识别个人因素作用的技能，管理细微的或剧烈的反应性。

技能

要识别个人因素的影响并管理反应性，需要具备自我觉察与反思的技能。通过让受督者进行自我反思实践，通过示范如何进行觉察，通过对反应性表现的关注，督导支持受督者这些技能的发展。Kiesler（2001）提供了一种识别反应性的方法，他对反移情进行了操作化定义：在临床工作者（也适用于受督者或督导师）的日常实践中，"治疗师对来访者产生的与平时极为不同的、不常见的或怪异的体验或行为，这种行为或反应方式已经偏离了治疗师平常专业表现的基线"（pp. 1061—1062）。承诺进行反思性实践需要督导师自己进行实践并鼓励受督者也这样做。也许督导师对受督者的专业发展最为重要的帮助是，用一种共情的和好奇的态度看待受督者对治疗过程造成的个人影响，提升受督者自我觉察力的发展，避免引发受督者的羞耻感，同时能维持督导和心理治疗之间清晰的边界。

态度

与其他大多数胜任力一样，对个人因素的影响进行觉察并管理好反应性的胜任力的发展，取决于受督者的个人态度和专业态度。表现出好奇心和自我觉察力的受督者发自内心地认为理解自己很重要，致力于病人的福祉，并准备好投身于反思性实践。除了个人态度外，也应当尊重地看待根植于不同理论取向的专业态度与倾向，需要关注影响治疗有效性的共同要素、影响治疗同盟的要素以及有效的治疗关系方面的实证文献[1]。拥有专业精神、遵守美国心理学会《伦理守则》和"基准参照表"，采取这样的态度也会进行跨理论流派的反思性实践。

---

[1] 可参见《心理治疗大辩论：心理治疗有效因素的实证研究（第 2 版）》（2019）。其中第四章探讨绝对疗效，第五章探讨相对疗效，第七章探讨工作同盟和其他共同要素。——译者注

督导过程

督导既为来访者的福祉负责，同时也为受督者胜任力的发展负责。对影响心理治疗过程和治疗结果的个人因素进行觉察，能够同时达到这两个目的。开展这方面的工作，督导师需要做的第一件事就是向受督者指出对个人贡献的觉察是一项需要发展的胜任力，并设立相应的检查标准。重要的是牢记并明确地告诉受督者，督导师对受督者个人因素或反应性的探索并不是在做心理治疗，督导也不是在为解决受督者的个人冲突提供咨询设置——督导和心理治疗的界限是非常清晰的。做好对个人因素和反应性的督导，有以下 5 点指导方针与准备工作。

- **督导同盟**。督导同盟对受督者在督导过程中暴露自己的个人反应性（或反移情）的舒适度和可能性方面起着不可或缺的作用（Pakdaman, Shafranske, Falender, 2015）。因此，在开始探索个人因素前，应当密切关注建立一种合作性的工作关系和同盟。

- **督导协议**。在讨论督导协议时，督导双方应该全面地讨论将个人因素作为督导工作的一个组成部分的期待，包括进行自我觉察、投入反思性实践、有效地利用督导、管理个人的反应，这些都应该被明确地界定为专业胜任力。

- **个人因素的明确定位**。督导师应介绍理解个人因素在心理治疗和其他专业活动中的作用的概念框架。强调个人因素和专业因素在心理学实践中的交汇（confluence）是很正常的事。督导师可以自我暴露，举例说明个人因素如何影响其专业工作，他们如何管理这些个人反应，并鼓励受督者对这一实践持开放态度。

- **督导中的个人因素与平行过程**。督导师承认个人因素会影响督导关系和治疗关系，并举例说明这些因素（如人际风格或个人差异）——也即多元文化因素——如何影响督导。此外，督导师应该描述平行过程的性质，并且提供一些督导师和受督者如何处理这样的临床动力的实例。
- **示范**。督导师进行恰当的自我暴露，简要地分享他的个人因素，包括其多元文化身份及其对临床实践与督导工作的影响。

遵循上面提到的几点，督导师鼓励受督者反思他的个人反应，对自己的行为进行反思，并思考个人因素如何影响自己对病人的投入。督导双方一起回看咨询录像是一种识别和探索个人因素的重要方法。重点是识别出思想和行为的异常状态，并且尽早对其进行讨论（Kiesler, 2001）。诸如"人际历程回顾（interpersonal process recall）"这样的督导程序[1]（Kagan & Kagan, 1997），能够提供一种系统性的方法去探索个人反应性。正念训练可能也有帮助，它能够创造一种识别和处理个人反应性的条件（Safran，Muran，

---

[1] 可参见《临床心理督导纲要（第三版）》第294—297页，原著第六版的中文简体版已于2020年出版。——译者注

Stevens，Rothman，2008 ）。

处理反应性

当受督者的情绪反应性影响到治疗关系时，就需要督导师的密切关注。在这样的情境中，督导师必须非常小心地平衡两个责任：一个是确保病人的福祉，可以通过帮助受督者来提供有效的治疗关系；另一个是提升受督者的胜任力。有效的反移情管理既需要个人的又需要专业的胜任力，包括自我洞察力、自我整合、体验和管理焦虑的能力、共情的能力、概念化的技术，等等（Gelso & Hayes, 2002 ）。下面几个阶段描述了反应性是如何发生的，并提出了督导师如何进行干预和处理，以管理受督者的反应性并提高其自我觉察和胜任力的建议。

阶段1：回应性与投入

回应性和投入（engagement）是指受督者与病人保持心理接触并做出适当的回应，对治疗过程有促进作用。尽管个人因素不可避免地会影响受督者和治疗过程，但这些因素通常都是觉察不到的、隐没于背景中的。督导师应带动受督者探索可能有助于治疗的个人因素，并将其可能产生的影响正常化。

阶段2：反应性

在这一阶段，受督者对病人做出的是情感反应，而不是共情性回应。再说一遍，这样的反应的强度从细微到剧烈，对病人也有或弱或强的影响，受督者对其也有不同程度的觉察。毫不奇怪，临床紧急突发状况，暴露于创伤，与那些病情复杂、病程长、患有严重的精神或人格障碍的高度脆弱的病人一起工作，会激活反应性（参见第三章展示的个案）。

阶段3：识别标志，变得更有反思性

进入这一阶段要做的第一件事，就是受督者对自己思想或行为的怪异状态有所觉察，这些怪异状态可能表明有某些不同寻常的（即，与平时不同的）事情正在发生。督导师鼓励受督者进行自我反思，并在咨询录像或受督者的自我报告中指出反映了其反应性出现的标志。识别心理状态的细微变化和关注临床行为偏差的技能是临床胜任力的重要组成部分。督导师应注意并加强受督者检查个人反应和行为的开放性（态度），提高其理解个人因素的影响和识别反应性标志的能力（技能），以及他们对督导模型（知识）的应用。在探索导致反应性的个人因素和个人经验时，督导师必须在观察和治疗之间保持清晰的界限。恰恰是受督者的反应性处于高强度状态时，督导师（基于自己的反应性和受督者给自己的影响）容易错误地滑向类似于治疗性的互动过程。一项保护措施是不断地把注意力拉回到讨论受督者的过往经历和随后的情绪反应性是如何影响他们与病人的工作的（参见第三章展示的个案）。在高强度的反应性状态下，受督者可能会微妙地影响督导师，将其从督导师的角色转变为治疗者的角色，而这是违反伦理的，并构成触犯边界行为。再次强调，督导师应将注意力拉回到让受督者投入临床工作的能力上，将焦点放在受督者的临床工作和咨询关系上。在这一阶段，我们可以利用临床理论的知识和资源，提供一个从经验中学习并从中获得控制感的环境。督导师必须在下面两者之间取得平衡：一个是正常化受督者的经验，即告诉受督者反应性在所有临床工作者身上都会发生，另一个是通过更好地管理反应性来确保病人福祉这一优先事项。作为一位督导师（而不是治疗师），督导师必须注意以敏感（尤其是不要引起受督者的羞耻感）和专业化的态度来处理这些问题。根据反应性的性质、程度和影响，督导师可考虑将受督者推荐给一位临床工作者（督导师本人和训练项目中的其他教职员都不适合）做咨询，以解决个人反应性及其对受督者专业表现的影响的问题。

阶段 4：计划

　　最后一个阶段是计划，利用通过识别反应性标志的过程所学到的知识，探索影响受督者反应性的情境要素、关系要素和个人因素（包括来访者因素）。督导师和受督者讨论应该采取哪些步骤或干预措施（如有），去加强治疗同盟，并确保治疗有进展。同时，督导师应当与受督者就督导中产生的经验进行讨论，正常化受督者的体验，并对受督者可能感到的不适进行处理。在受督者重建其对病人的情感回应性时，督导师应注意加强受督者的专业态度和开放性、对知识的应用并将反思技术作为胜任力的组成部分加以培养。以下一些要点可以加深刚才的讨论。

- 想要有效地处理和管理反应性，需要督导同盟作为基础。

- 理解个人因素（包括反移情）的性质及其影响是一项临床胜任力，是临床督导过程的一项要求。

- 反应性（或反移情）就像是治疗过程的"告密者"（informer），能够提供对来访者的关系世界、治疗师的关系世界以及影响临床关系的图式或内部客体关系的重要洞见。在治疗过程中，主观反移情和客观反移情[1]都可能发生，需要对二者做出区分。

- 反应性的例子可能涉及受督者积极或消极的情绪反应，可能是受督者对病人产生的与平时极为不同的、不常见的或怪异的行为或体验，可能还涉及在督导关系中出现的平行过程。

---

[1] 主观反移情指治疗师对来访者的移情，源自治疗师的盲点和个人局限性，会阻碍治疗的进展。客观反移情指由于来访者的移情而引发的治疗师的反应，这种反应不但治疗师会有，其他与来访者进行人际互动的正常人也会有。利用客观反移情可以觉察来访者的移情，了解来访者的人格特点和人际模式，以此来帮助治疗师进行诊断、评估和治疗。——译者注

- 在处理个人反应性或个人因素的影响时，保持督导和心理治疗之间的界限至关重要。任何对受督者个人因素的探索，都必须与受督者提供的治疗行为明确相关。
- 受督者如何处理和管理个人因素比它们的出现本身更为重要。
- 临床胜任力包括对影响治疗过程的个人因素的觉察，也包括将反移情有效地引入心理治疗的技能。

小　结

临床督导为理解个人因素在专业实践中的作用，为学习管理个人反应性提供了一种人际关系的情境和过程。对个人因素的跨理论流派的知识［见本章的讨论和 Kiesler（2001）的著作］，识别和反思反应性及受督者的精神和行为的怪异状态的技能，对探索个人对专业实践的贡献持开放的态度，都有助于这种胜任力的发展。

第六章

确保法律、伦理和规范方面的胜任力

【**本章摘要**】基于胜任力的督导的一个关键成分就是当法律、伦理和规范的议题在临床工作中出现时，能够识别和监督涉及这些主题的知识、技能和态度，并且能决定与此相关的胜任力有哪些。本章涉及以下议题：督导师和受督者的多重关系，与自杀风险相关的法律和伦理考虑，与暴力型来访者一起工作，互联网时代的法律和伦理，在线心理咨询和在线督导的规范。

在临床督导中，并不需要系统地讨论伦理的、法律的和规范的所有主题。但是，基于胜任力的督导的一个重要组成部分就是当法律、伦理和规范的议题在临床工作中出现时，督导师能够识别和监督涉及这些主题的知识、技能和态度，并且能决定与此相关的胜任力有哪些。根据美国心理学会的《指南》（APA, 2014, 2015），与此相关的具体胜任力有以下这些。

1. 督导师示范如何进行伦理实践与决策，其行为遵守美国心理学会的伦理守则，其他应用心理学专业组织的守则，以及相关的联邦、州、大区和其他司法管辖区的法律和规范……

2. 督导师坚持履行他们最重要的伦理和法律义务：确保来访者的福祉……

3. 督导师是行业的把关人。把关意味着评估受督者是否适合进入并留在该专业领域……

4. 督导师最好以书面督导协议的形式，为受督者清晰地说明督导的期待及督导的各项要素……

5. 与胜任力和专业发展期待相关的受督者的临床表现，督导师要保留准确和即时的文档记录。（pp. 23—25）

伦　理

在督导初始评估受督者在伦理决策方面的技能是很重要的。心理学专业的研究生通常只上过一门伦理方面的课程，课程的重点可能只涉及伦理约束规则、风险管理和责任意识。课程可能缺少积极伦理方面的内容。积极伦理（positive ethics）意味着追求道德卓越，鼓励心理学工作者将个人理想整合到个人专业生命中（Knapp & VandeCreek, 2006）。督导师的职责之一就是从伦理的角度去考虑困境，运用伦理决策，示范如何采取一个反思的积极伦理的立场。伦理守则代表着实践的最低标准，不遵守这些守则可能导致行为不当。像 Beauchamp 和 Childress（2009）指出的那样，专业从业者可能认为，只要他们遵守了伦理守则中提到的每一项条款，他们就保证自己满足了该专业的伦理要求，但守则通常很少去强调一些诸如诚实、公正、自治之类的道德原则。这些道德原则可能反映在守则的激励条款中，但并不包含在强制条款之中。

Gottlieb、Handelsman 和 Knapp（2008）曾给出一个如何运用伦理适应模型（ethics acculturation model）去帮助督导师将积极伦理框架反复灌输给受督者的指南。他们描述了该模型中的两个变量：（1）受督者对原生文化的伦理和价值传统的维持或保留；（2）受督者接触、参与或接受专业文化中的价值观、规范和传统的程度。

伦理适应有四个分类或策略[1]。第一是整合（integration）：受督者将他们的原生文化与专业价值观和伦理整合起来。第二是隔离（separation）：受督者作个人决策和采取行动时，基于其个人价值观系统，没有很好地整合专业的伦理和价值观。例如，受督者认为自己可以和来访者做朋友。第三是同化（assimilation）：没有考虑到个人的价值观就全盘接受了专业伦理守则，可能造成对伦理守则过于简化和生硬的遵守。例如，受督者突兀地拒

---

[1] 根据 Gottlieb、Handelsman 和 Knapp（2008），整合是最好的选项；隔离和同化是不太理想的选项；边缘化是最成问题的选项。——译者注

绝了来访者的礼物，没有考虑到专业化、关系的和文化的因素，只是简单地告诉来访者收受礼物是违反规定的。第四是边缘化（marginalization）：其特征是对专业的和个人的伦理文化的认同都很低。这是最糟糕的情况，也是最少发生的情况。例如，受督者在没有督导的情况下接待来访者，只为了挣钱而不顾及对来访者的影响。

像之前提到过的，整合是最理想的选项。比如，当一位来访者送给受督者一件礼物时，受督者会向来访者反映说自己看到的来访者的慷慨和细心、礼物本身的意义、礼物对咨询关系和过去的咨询工作的意义，然后温柔地描述自己现在的两难困境——一方面，有规定禁止自己接受这样的礼物，作为受督者遵守这一规定是非常重要的；另一方面，看到礼物的重要性和意义让自己觉得很荣幸。更多的例子可参见 Knapp、Gottlieb 和 Handelsman（2015）。

《心理学工作者伦理原则共同宣言》[1]（The Universal Declaration of Ethical Principles for Psychologists，后面均简称《共同宣言》）（心理科学国际联盟，International Union of Psychological Science，IUPS，2008）提供了一个旨在激励心理学工作者在其专业工作和科学研究中达到最高伦理理想的国际道德框架，并基于人类的共同价值观确立了一些基本原则。在国际心理学学术和专业圈子，

---

[1] 原则 I：尊重个人与人类的尊严；原则 II：关怀个人与人类福祉的能力；原则 III：诚实正直（integrity）；原则 IV：对社会的专业责任和科学责任。——译者注

这是一项非常重要的需要认真领会的文件。《共同宣言》呼吁心理学工作者对社会和文化情境的理解，对自己的价值观、经验、文化，对会影响自己的行为、解释、选择和建议的社会情境有充分的理解（原则 II，IUPS，2008）。这一文件高度强调了价值观和道德准则在伦理决策中的重要性。在接下来的章节里，我们会提供一些个案片段，建议你在这些模型的背景下对伦理相关事项进行概念化。

大学毕业后，乔恩花了几年时间周游世界，然后进了研究生院。他描述自己过着"非常优越"的生活，认为读心理学研究生是一种回归他所享受的优越和特权生活的理想方式。完成理论课程之后他参与的第一个见习项目就是在收容所和流浪汉一起工作。乔恩的来访者是一位 52 岁的男性，曾经拥有一个家，当过很多年的教师。虽然不太清楚是他的物质滥用问题导致了精神病发作，还是精神病发作导致了物质滥用，但他最近才戒了酒，并在争取补贴房方面取得了很大的进展。他失去了他的家庭，失去了他曾拥有过的所有东西。他对摄影一直都很感兴趣，在治疗过程中这个话题出现得很频繁，因为乔恩也是一个摄影爱好者。在治疗进行了四个月后的一次督导中，乔恩说他需要督导师给自己一点建议，他不知道自己接下来该怎么办。马上要到圣诞节了，乔恩想从他的莱卡照相机系列收藏中挑出一部送给来访者。乔恩的问题是：他不知道是该把这部相机当作圣诞礼物送给来访者，还是他把相机给来访者，说它来自一个类似于"许愿（Make-a-Wish）"

这样的慈善组织。

　　在督导中，你会如何处理这个问题？要考虑到督导同盟、督导协议、伦理和法律问题、风险因素、乔恩对专业和个人伦理的整合、多重关系、多样性、乔恩和来访者的不同的世界观，以及所有这些对乔恩的行为的影响。考虑乔恩提出的问题——他问的不是该不该送相机，而是该如何送。考虑使用另一个常用的由（Koocher 和 Keith-Spiegel2008，pp. 21—23）提出的伦理决策模型，他们建议督导师采取以下步骤：

1. 确定问题是一个伦理相关的问题；
2. 参阅能找到的所有伦理守则，它们可能提供一个可行的问题解决机制；
3. 考虑到所有可能影响你的决策的因素的来源；
4. 找到一位可靠的同事，就该问题进行会商；
5. 评估所有利益相关方的权利、责任和脆弱性（vulnerability）[1]；
6. 生成待选决策方案；

---

[1] 源自医学术语，原指机体因遗传等因素容易患上某种疾病；该术语被引入心理学，尤其是积极心理学之后，其内涵发生了一定变化，除了指易患病外，还常用来指内心容易受伤之处。易受伤之处，常常是最敏感之处，也是最柔软之处。向他人承认和袒露自己的脆弱性，是需要信任和勇气的；而能够接纳、尊重、欣赏和保护这种脆弱性，正是心理学工作者最具人性光辉的一面。积极看待脆弱性，可参见 TED 演讲《脆弱的力量》（演讲者：Brené Brown）。——译者注

7. 穷举实施每一种决策方案的后果；

8. 做出决策；

9. 实施决策。

我们建议在此模型中再加入两个问题。一个问题是：受督者和督导师对这一伦理困境的情绪反应。比如，督导师的反应可能很激烈，非常关心困境涉及的伦理和法律方面。另一个问题是：由困境引起的文化和环境思考有哪些？应该考虑年龄（代际）和社会经济地位的多样性。

确定这一困境是一个明显的与伦理相关的问题之后，应该参阅哪些伦理守则？要考虑做咨询的地点（流浪汉收容所）的指导方针和惯常做法，遵守美国心理学会的《伦理守则》（APA，2010）。相关的原则包括：（1）善行（beneficence）与不伤害（nonmaleficence）——即不伤害那些与我们有专业关系的个人，并保护他们的权利与福祉；（2）尽责（fidelity）与责任心（responsibility）——建立信任的关系，意识到自己背负的对社会的专业责任，管理可能导致剥削或伤害的利益冲突；（3）诚实正直（integrity）——不在内心歪曲事实，不粉饰事实；（4）公正（justice）——练习如何进行合理的判断，采取预防措施，确保潜在的偏见不会导致或纵容不公正的行为。

从《伦理守则》（APA，2010）中找到适用的条款，比如第 3.05 条多重关系：

　　如果多重关系可能损害心理学工作者在履行其工作职责时的客观性、胜任力或有效性，那么心理学工作者就不应建立多重关系，否则可能有剥削或伤害与其建立专业关系的个体的风险。

　　也可参见第 3.06 条利益冲突[1]，或者还可以参见第 2.01 条胜任力的界限[2]。如果受督者是一位新手治疗师，他的关注点还停留在和来访者共同的摄影爱好上，那么他可能不能在一个合理的边

---

[1] 第 3.06 条　利益冲突：心理学工作者在下面两种情况下应避免承担专业责任，即当个人、科学、专业、法律、经济或其他利益和关系会：（1）损害其在履行工作职责时的客观性、胜任力或有效性；（2）对与自己有专业关系的个人和机构造成剥削或伤害。——译者注

[2] 第 2.01 条　胜任力的界限：（a）心理学工作者在经过恰当的教育培训、督导、咨询、研究和专业经验的基础上，在自己的专业能力范围内为他人提供相关领域的服务、教学和从事行为研究。（b）要在心理学领域有效地提供服务或进行研究，必须具备与年龄、性别、性别认同、民族、种族、文化、国籍、宗教、性取向、残疾、语言或社会经济地位有关的知识，心理学工作者应受过有关的培训，有相关的经验，进行过会商和督导从而保证自己有足够的专业能力提供服务，否则就需要进行恰当的转介。守则第 2.02 条中提到的紧急服务情况除外（第 2.02 条　提供紧急服务：在紧急情况下，当来访者无法立即获得其他心理健康服务时，虽然心理学工作者之前未接受过必要的培训，但为了确保来访者能及时得到帮助，因此仍应提供咨询服务，而不能加以拒绝。紧急情况一结束或一旦有人能提供适当的服务，这种咨询服务就要立刻中止。）。（c）当心理学工作者想要提供的服务、教学或进行的行为研究中涉及的人群、地域、科技或技术不为他们所熟悉，他们要提前接受相关的教育培训、督导、会商和学习。（d）对于无法获得恰当的心理健康服务的个体，而心理学工作者又没有足够的胜任能力，则接受与相关问题最类似的培训或经验的心理学工作者应为其提供服务，从而保证不会拒绝为有需要的人提供服务。同时他们要尽可能地接受相关研究、培训、会商和学习。（e）在一些新兴领域，尚未建立起被广泛认可的培训合格标准，心理学工作者要尽力保证自己有足够的胜任力，不能对来访者 / 病人、学生、受督者、研究被试、机构中的来访者或其他人造成伤害。（f）当执行与司法有关的任务时，心理学工作者要熟悉和了解相关的司法或管理方面的知识。——译者注

界内（哪怕他在接受督导）进行专业实践。还可参见第 2.04 条科学和专业判断的依据 [1]，观察受督者的工作是否有一个坚实的专业基础。

可能发生的最糟糕的情况是什么？如果受督者把莱卡照相机送给了来访者，可能会发生什么？这里牵涉个人的、法律的和伦理的议题。如果督导师告诉乔恩说他不能把相机送给来访者，会发生什么？要考虑督导关系、受督者的个人因素、多样性和多元文化因素及其他所有可能相关的方面；要考虑把相机送给来访者（无论是直接送出还是间接送出）所可能带来的益处，并在这两者之间取得平衡。应考虑到情境、多样性因素、你和受督者的情绪反应。你会建议督导师如何使用基于胜任力的模型去进行督导？

多重关系

在临床督导中，产生某些多重关系是很正常的事。比如说，在受督者实习阶段，督导师可能和受督者一起参与某个研究项目或其他项目，共同发表论文。在研究生院，督导师可能要负责指导论文，或担任某门课程的讲师。全面地考虑督导师和受督者的多重关系的相互影响，是一个明智的做法。

---

[1] 第 2.04 条　科学和专业判断的依据：心理学工作者的工作建立在心理学科的科学的和专业的知识基础之上。——译者注

Gottlieb、Robinson 和 Younggren（2007）提供了一个当督导师与受督者不可避免地会有多重关系时的伦理决策模型。思考以下问题（根据 Gottlieb et al., 2007，第 245—246 页改编）：

- 除了督导关系，建立另一种关系是不可避免的吗？或者说是督导师可以避开的吗？
- 除督导关系以外的关系可能会对受督者产生伤害吗？
- 有需要考虑的文化因素吗？
- 如果伤害看起来不太可能发生或可以避免，除督导关系以外的关系可能是有益的吗？
- 除督导关系以外的关系可能会干扰督导关系吗？
- 督导师对此能做出客观的评价吗？

使用下面的个案片段进行思考：

- 一位实习小组的督导师住在一个小社区，他参加一个康复自助小组已经好几年时间了。一个新的实习生训练项目在几周前开始了，令他很懊恼的是，其中一位新来的实习生也加入了他的康复自助小组。
- 一位实习生为了参加实习项目，和她的丈夫从很远的地方搬到实习地。在实习项目的第二个月，她告诉督导师她的丈夫从事家政清洁服务工作。因为刚搬到新地方，很难找到顾客，她的丈夫需要一些用户试用其服务并点赞。她请丈夫为她的督导师免费提供了三次家政清洁服务，期待督导师能够在 Yelp[1] 上写一个好评。

- 一家大医院的见习生项目总管刚刚从见习生那里获知，负责督导这些见习生的督导师有位上幼儿园的儿子，幼儿园的老师恰恰是其中一位见习生的配偶。

思考如何用富有创意的方法处理这些情况，要考虑到来访者和受督者的福祉，以及伦理的标准要求。

与自杀风险相关的法律和伦理考虑

受督者经常遇到高风险的来访者。督导师必须了解这种情况在临床设置中发生的频率，并评估受督者是否有能力处理这些情况。97% 的临床工作者曾担心过自己的某位来访者会自杀（Pope & Tabachnick, 1993），据估计约 1/4 的心理学工作者在其职业生涯中会经历一次来访者自杀身亡的情况（Kleespies & Dettmer, 2000）。也有估计说约 40% 的受督者会经历病人自杀身亡或自杀未遂的情况（Kleespies, 1993）；97% 的受督者曾报告说在其受训期间，他们至少有一位来访者曾有自杀的想法或行动，有 17% 的受督者报告说他有一位来访者真正实施过自杀。此外，我们观察

---

[1] Yelp 是美国最大的点评网。——译者注

到受督者在其见习、实习或博士后阶段，可能都没有接受过相关的训练，可能研究生院没有充分地训练受督者如何处理所有人群（如儿童、青少年、老年人和退伍军人）的行为突发事件，研究生院也几乎从不强调自杀带给受督者的后遗症，因此受督者没有足够的能力去评估或干预自杀行为。督导师必须与受督者去讨论受督者服务人群的特定的风险因素，去讨论风险评估工具以及紧急联系督导师的应急方案。督导师也需要帮助受督者去处理来访者自杀的善后事宜（aftermath）和后继行动（follow-up）。

可以预见的是，经历过来访者自杀或自杀未遂的受督者会感受到震惊、不相信、失败、悲伤、自责、内疚、羞耻、抑郁，还可能转成长期的抑郁和无助感（Spiegelman & Werth, 2004）。自杀的来访者给受督者带来的压力可能比给真正承担法律责任的督导师带来的压力更大。Spiegelman 和 Werth（2004）在其文章"别忘记我（Don't Forget About me）"中写道，作为受训者，他们对来访者自杀和自杀尝试的反应常常被督导师忽视或完全被置之不理。Kleespies（1993）识别出几个在训练阶段忽略自杀问题的原因：（1）受督者常常站在评估和治疗自杀来访者的第一线，而见习、实习项目的教职员常常退到临床工作二线做学术研究去了；（2）认识到来访者自杀会对受督者的士气和未来工作应聘产生影响，所以闭口不提；（3）来访者自杀可能被视为督导师的失败，不想公之于众；（4）有一种迷信观念是：如果我们不去处理自杀这件事，这件事就不会发生。

Kleespies（1993）提出了一系列当来访者自杀时，如何去评估、干预、让受督者有更充分的准备去面对将来的建议。Kleespies发现，来访者自杀给受督者带来的强烈的情绪影响可能会持续一周到一个月。他建议督导师支持受督者并帮助受督者接受现实，让受督者知道不只自己一个人遇到过这种情况。受督者从督导师那里感受到和获得支持是非常重要的。会见了解来访者或曾与来访者一起工作过的教职员可能也很重要。受访者报告说在事情发生一段时间之后（而不是马上，马上进行会起到反效果）与其他经历过来访者自杀的专业从业者交谈有帮助的作用。对受督者来说，非常重要的是知道他们的感受并不异于常人，并且有人帮助他们处理他们感受到的冲击。压力管理、压力接种（stress inoculation）和情绪调节（affect regulation）是来访者应掌握的重要技能（我们相信也是治疗师应掌握的重要技能），能帮助"习得性智谋（learned resourcefulness[1]）"（Meichenbaum, 2007, p. 513）的获得。

在行为突发事件发生之后，尤其是来访者自杀之后，受督者的情感需要可能没有被满足（Knox, Burkard, Jackson, Schaack, & Hess, 2006）。最常见的情况是督导师通知受督者来访者自杀的消

---

[1] "习得性智谋的研究现状"（和晓凤等，2013）将该术语翻译为"习得性智谋"，指个体在其生活中积累和获得的认知行为技巧，通过对情绪、疼痛、负面认知等内部反应的自动调节，帮助个体有效应对压力事件，属于重要的个体内应对资源，与习得性无助（learned helplessness）相反。——译者注

息，在通知的过程中，督导师对受督者是尊重的；但有的受督者报告说，通知的过程使他们感到缺乏支持，没有人情味，或着重对自杀原因的调查，似乎在怪罪受督者。糟糕的或无用的督导师反应有：在邮件收发室而不是一个较私密的地点，告知受督者来访者自杀的消息，在受督者的语音邮箱留言说他的来访者自杀了，立即开始讨论来访者自杀带来的法律后果，或者不做任何反应。这样的"干预"可能让受督者觉得来访者的自杀行为都是自己的错，因为受督者很难区分"什么是个人的失败，什么是治疗过程本身的局限性"（Foster & McAdams, 1999, p. 24）。因此，督导师面临的一个挑战是理解受督者当下需要支持，以及之后要采取哪些步骤去保障一个持续性的支持性督导关系。用一种支持性的方式建议受督者进行自我关照和自我监控也值得提倡。在高度紧张的情况下进行有效督导的过程是一个很好的综合了知识、技能和态度的例子，也能够展现一位高效的督导师如何将知识、技能和态度整合到评估受督者的胜任力的工作中，及其如何规划有效的督导。

与暴力型来访者一起工作

受督者和一些刚刚开始职业生涯的心理学工作者更容易面临暴力型来访者暴力行为的风险，可能是因为他们对暴力逐步升级的线索的警觉性不够，他们也缺乏在这种情况下如何让暴力降级的知识[1]（Guy, Brown, & Poelstra, 1992）。督导师必须高效处理的其他高风险情况有：受督者被来访者性骚扰，来访者很容易实施暴力行为（Pabian, Welfel, & Beebe, 2009）。

Pabian 等人（2009）发现，在一个大样本研究中，超过 3/4 的受访者（心理学工作者）对其所在州的警告强制义务（warning duty）相关法律条款的理解是错误的，尽管他们中的大多数非常自信地声称他们非常了解这些法律。尤其重要的是，督导师和从业者要坚守法律胜任力所提出的要求。Pabian 等人发现，法律和伦理的继续教育、研究生教育，或与暴力型来访者的工作经验，并不能提升警告强制义务方面的胜任力。专业从业者和督导师必须遵守《伦理守则》第 2.03 条保持胜任力[2]（APA, 2010）。此外，督导师必须熟悉高风险来访者的情况，确保受督者拥有让暴力降级或更早识别风险并寻求督导的技能。安全保障是临床督导的重要组成部分。Pope、Sonne 和 Greene（2006）指出，治疗师常常不会谈论某些主题——包括刚刚提到的一些主题——他们也常常不会反思剥削（exploration）问题和安全保障问题。与此相关的讨论和个案片段是非常有价值的培训工具，能够提升受督者处

---

[1] Psychopathy Checklist（Revised，简称 PCL-R）—病态人格量表是有效的评估暴力风险等级的工具，共 20 道题，3 级评分（0, 1, 2），总分 40，有人际 / 情感特征和病态行为成分两个因子维度。——译者注

[2] 第 2.03 条 保持胜任力：心理学工作者要不断努力保持并不断提高自己的专业水准。——译者注

理高风险行为的能力。督导中必须要做的事情还包括评估受督者识别逐步升级的或将要发生的危险行为（以及管理这些行为的技能）的能力，评估受督者对有潜在危险性的来访者的态度（如恐惧、顺从）。

互联网时代的法律与伦理

互联网给督导实践带来的影响是巨大的、多方面的。面对由互联网带来的文化变革，督导师或教学培训机构是否已经做好了准备？科技让远程督导成为了现实，也带来了思维方式的彻底转变，"分享一代（sharing generation）"的受督者分享个人的信息，也分享专业的信息，一个 Skype[1] 的账号比一张驾照还要重要，线上交流与面对面的交流一样重要，甚至更重要（Beloit College, 2016）。一个人的数字足迹（digital footprint）成为了一个人的身份，因为受督者接受了一个专业的角色，专业化在这一数字化的进步过程中就变得很重要。逐渐地，受督者开始注意让自己在各个网站上发布的信息能够反映出他们作为心理学工作者的专业身份（Asay & Lal, 2014）。受督者做出的具体的改变包括：当来访者

---

[1] 一款在国外很流行的即时通讯软件，可实现视频聊天、文字聊天、多人聊天、多人语音会议、传送文件等功能，可拨打国内国际的手机和固定电话，清晰度和稳定性都较好。——译者注

通过社交网络联系自己时，表达自己感觉不舒服（90.8%）；改变隐私设置（89.7%）；改变自己在社交网站上发布的内容（74%）；修改自己读研究生院以后发布的照片（61%）。大多数受访者认为培训机构严重忽视了社交网络和在线交流的影响。

考虑到督导师和受督者的代沟，双方就此进行讨论，以及督导师的胜任力就显得特别重要：受督者出生在数字时代，非常熟悉也非常擅长使用社交媒体、网络搜索和应用软件，而督导师在这些领域的态度、技能和知识可能相对落后。互联网现在正被用作：为来访者提供信息，为临床工作者宣传自己，一种治疗方式的载体，社交网络（Dejong et al., 2012）以及搜索来访者和督导师的信息的工具（Asay & Lal, 2014）。

医学领域的教育者越来越关注专业化的问题。Ponce 等（2013）发现，整形外科住院医师的申请者有 86% 没有对他们的 Facebook[1] 主页进行隐私设置，16% 申请者发布的帖子含有非常不专业的内容。一项来自瑞典的对医生和医学生发布的推特帖子进行的研究发现：一个小样本（237 个推特账号）所发布的内容中，有一小部分内容是不专业的[2]（Brynolf et al., 2013）。Gabbard、Kassaw 和 Perez-Garcia（2011）在社交网络页面上发现了酗酒、毒品，不专业的内容和语言，或对病人隐私的侵犯；被调查的大

---

[1] 美国著名社交网络，中文名称"脸书"。——译者注

[2] 根据 Brynolf et al.（2013），研究者研究了 237 个推特账号发布的 13780 条帖子，其中 276 条帖子（1.9%）的内容含有不专业的信息。——译者注

多数医学生都以自己的真名写博客，还发表关于病人和医学专业的消极言论。研究者还警告慎用约会网站，在这些网站上有受督者、来访者和督导师的大量个人信息。

Gabbard 等（2011）敦促督导师去促进受督者的反思，将社交媒体视为一面镜子，以确定我们想呈现给公众（我们的来访者）的样子，将减少伤害（harm reduction）转化为促进心理健康（mental health promotion），拥抱社交媒体的力量，以及传播专业精神（引申自 Greysen, Kind, & Chretien, 2010）。一些建议包括：在发帖前先进行专业性反思，思考将发布的与个人和专业有关的信息，思考自己用互联网进行检索的动机以及将如何使用检索到的信息（Farnan et al., 2013）。一个重要的督导策略是利用受督者在社交媒体和互联网上的胜任力来讨论与使用这些技术有关的专业化和伦理性问题。进行这样的讨论时，可以引入一个改编自 Clinton、Silverman 和 Brendel（2010, pp. 105—107）的伦理问题解决框架，以帮助受督者对互联网行为进行决策；这一框架要求在运用互联网进行联系或搜索之前问以下问题：

- 我为什么要进行这次搜索（动机或理由）？
- 我的搜索会推进治疗还是损害治疗？会伤害我的来访者或我们的关系吗？可能对来访者有利吗？
- 我需要得到来访者的知情同意吗？如果觉得不需要，理由是什么？
- 我应该和来访者分享搜索结果吗？我将如何使用该信息？

如果搜索发现了没有被披露过的警告强制义务信息，我该
怎么办？

- 我是否应该在临床 / 医学档案中记录搜索结果？
- 我如何监控我的动机和与搜索相关的风险或利益？

　　对社交媒体、社交网络和互联网的使用进行讨论为合作性讨
论提供了极好的机会，因为在互联网使用和交流方面，受督者可
能比督导师更加顺畅和胜任，这也揭示了代沟的存在。相互尊重
的过程对于做出一个体贴的和恰当的反应是非常重要的。一些迅
速出现的问题有：与青少年来访者使用短信交流；使用新兴科
技进行远程视频会谈；进行远程督导；使用谷歌搜索有关来访者或
研究生项目、实习项目或工作的信息；在专业的社交网络页面与
青少年或成年来访者"互粉"；通过社交网络与来访者沟通；或
发布了不太专业的照片却被互联网标签识别出个人身份。在医学
环境中，有人担心专业从业者没有充分意识到存在于网络的专业
漏洞，没有谨慎地限制他人对自己已发布内容的访问，也没有注
意运用专业化原则对自己发布在网上的内容和自己存在于网上的
形象进行规范（Osman, Wardle, & Caesar, 2012）。但是，不同的群
体通过不同的视角来看待网络帖子以及何为恰当的行为。比如，
与医学院教师和参与研究的公众相比，医学院学生更容易接受
在社交媒体上分享图片和公布自己的性取向的做法（A. Jain et al.,
2014）。

使用从互联网上搜集的信息来筛选研究生、见习生、实习生、博士后或新入职员工，会引发一系列的伦理和法律问题。个人身份和专业身份之间的界限已经变得很模糊。以前，督导师和受督者都认为，大家可以通过一些有意的行为对个人信息进行保密，比如不在办公室摆放私人照片，不戴婚戒。然而，互联网时代带来了个人信息的高度透明化和可见性，可以通过谷歌搜索、社交网络和 listserv[1] 等方式查找到治疗师的过往行为（Zur, Williams, Lehavot, & Knapp, 2009）。尽管美国一些联邦州的法律认为这么做是非法的（Stinson, 2014），但心理学工作者和医生培训点正在使用搜索引擎和社交网站筛选申请者（S. H. Jain, 2009; Wester, Danforth, & Olle, 2013），许多培训点在申请手续中还要求申请者附注其 Facebook 账号密码（Schulman, Kuchkarian, Withum, Boecker, & Graygo, 2013）。尽管在发布信息时我们每个人都对自己放在网上的信息表示知情同意，但被其他人从互联网搜索中挑选出来的信息是否应该被用于高风险决策？我们需要思考：（1）发布者是否有合理理由认为该信息是个人隐私；（2）该信息是否可信可靠；（3）如果搜索者没有能力评估或确定信息的可信度，该信息是否只能被算作道听途说（Wester et al., 2013; 作者与 M.S Zohn 在 2013 年 8 月 21 日的个人交流）。

随着美国宪法第十四修正案"平等保护条款"与一系列反歧

---

[1] listserv 是一款在国外很常用的电子邮件集成管理软件。——译者注

视法的出台，严格的法律审查使得这么做的法律风险越来越大。如对"候选人分类"（如按种族、原国籍、宗教）的做法会有严格的法律审查。如果通过互联网搜索确认了某个候选人分类，并据此拒绝某位受训者的申请，该理由是否充分还备受争议（Wester et al., 2013; 作者与 M.S Zohn 在 2013 年 8 月 21 日的个人交流）。

主动思考社交网络的积极和消极作用，与受督者合作，共同评估为专业目的、临床部门或研究中心建立社交媒体的潜力；促进心理学知识的传播；提升提供给公众的医疗保健和科普信息的质量（George & Green, 2012）。与其关注社交网络的消极面和伦理风险，不如与受督者一起探讨其优势和新的益处。大多数人寻求医疗信息的第一个地方已经变成了网络（Fox & Duggan, 2013）。评估和持续关注督导师和受督者在网络知识与运用上的技能、态度和差异是非常重要的。这可能代表了督导中等级差向受督者的倾斜，并为双方合作提供了极好的机会。

远程心理学服务的监管

督导师的责任除了涉及培训期间督导实践的发生地，还涉及受督者打算申请从业执照的司法管辖区，以及来访者所属的司法管辖区域；也就是说，督导师的督导要遵循其所处州或大区的法律和规范，如果来访者来自另一个司法管辖区域，督导师要去了解，哪怕简要地了解那一个区域的相关法律规定，如果受督者将来打算到另一个司法管辖区从业，督导师要去了解那一个区域的相关法律规定，并把受督者转介给那一个区域的督导师［参见美国州际与大区心理学委员会（The Association of State and Provincial Psychology Boards, ASPPB）的网站］。比如，在心理学委员会做出的纪律处分中，不适当的（improper）或不充分（inadequate）的督导或授权是十大受制裁行为之一（DeMers & Schaffer, 2012）。在远程心理学服务的背景下，这样的监管就变得更加复杂了。《远程心理学实践指南》（*Guidelines for the Practice of Telepsychology*）（APA, 2013）是由美国心理学会、美国州际与大区心理学委员会和美国心理学会保险信托基金联合成立的一个工作组制定的。该指南一方面强调心理学工作者提供或监督远程心理学服务的胜任力，另一方面要确保来访者充分意识到相关的风险、局限性、安全性和保密性挑战。该指南强调了心理学工作者的胜任力，通过远程心理学服务提供的医疗保健的质量，知情同意，数据和信息的保密、安全和处理，相关科技，测验与评估以及不同司法管辖区域的交互。

远程心理督导

通过远程心理学服务可以提供大量的直接临床服务，也可以通过这种方式提供督导。有多种技术可供选择：视频会议、基于云的文件共享软件和临床疗效跟踪软件（Rousmaniere, Abbass, & Frederickson, 2014）。尽管已经有越来越多的关于使用视频会议软件进行督导的研究显示，这种远程督导为在偏远地区进行训练和实践的个人提供了被督导的机会，减少了社会隔离，提供了专业化的意见和会商，但是督导仍然需要有一部分的亲身参与（Barnett，2011）。

影响远程督导有效性的一些障碍包括：无法对受督者的情绪反应做出回应，受督者的自我暴露程度更少，逐渐变得公式化，以及由于来访者和受督者地处偏远，有突发事件时受督者难以联系到督导师，有时也无法让督导师身处其境地去理解来访者和受督者。Reese 和同事（2009）报告说，基于一个小样本和较短的督导时间段，远程督导有限的视觉线索增加了双方的言语交流，也有一些迹象表明，成熟度更高的学生比新手更满意视频会议的督导方式。此外，Reese 的研究对象也证实，督导程序的公式化程度越高，督导过程就越容易，因而也越受欢迎，但让我们担心的是，感觉容易和舒适并不一定是督导的理想结果。以成长为导向（growth-oriented）的督导是通向独立从业的一个过程，为了让受督者面对与临床过程相关的个人议题，督导给受督者带来的往往是不舒服和被挑战的感觉。我们同意 Deane、Gonsalvez、Blackman、Saffioti 和 Andresen（2015）的观点，即任何远程督导的一个关键部分是，督导师能在督导期间观看治疗师—来访者的录像。我们支持使用Abbass（2011）提出的录像回看督导模型[1]，作为提高反思性的远程督导的一个组成部分；以及使用 Deane 和其同事（2015）提出的电子督导平台[2]，平台提供帮助塑造元胜任力的录像标记工具，并支持督导关系管理，这个平台预示着平台在未来的督导领域具有更大的潜力。

《远程心理学实践指南》（APA, 2013）鼓励督导师与那些了解其所提出的特殊问题的人进行会商，鼓励其努力钻研专业文献，具备提供相关技术的胜任力，并确保提供了足够的面对面督导，以确认受督者达到了必要的胜任力水平。

---

[1] 根据 Abbass 和同事的研究（2011），该模型包括：（1）督导材料：咨询会谈录像。（2）软件选择：作者使用的是 Skype，该软件提供免费的如视听传输、即时消息和桌面共享等服务。（3）受督者在督导前回看咨询会谈录像，进行自我督导，并确定要与督导师一起回看哪些片段。最理想的情况是回看片段涵盖特定的诊断信息（如来访者的焦虑承受能力、防御功能等），技术的使用诸如干预的时机、干预手段的选择与运用，对需要干预的来访者反应进行的评价，对受督者内部反应的监控。受督者将自我督导的结果记录下来。（4）受督者与督导师一起回看咨询录像。软件中有三个视频窗口（播放录像的大窗口、受督者和督导师的现场视频窗口）和即时短信窗口。录像播放的同时，每一方都可以自由地发表口头评论和建议，或者就咨询中发生的事件提问题。必要时可以暂停播放并进行深入讨论，但有时候督导会在录像播放的同时不断通过即时短信窗口发表评论，如"我喜欢你现在的立场。你温柔地道出了她的愤怒。""这儿的干预太强了！"或建议受督者应该在这个时间点对来访者说"你觉得你此时此刻跟我待在一起的感觉是？""不要回复她的问题。问她和你待在一起的感受"。（5）设置：30 ~ 60 分钟 / 次，1 次 / 每周或每 2 周；做好知情同意（来访者、受督者、督导师）、保密和安全工作。——译者注

[2] 根据 Deane 和同事的研究（2015），该远程督导平台是由澳大利亚健康工作组（Health Workforce Australia）资助，旨在让身处偏远地区的追求专业发展的学生、心理学工作者和从业者能够获取合适的督导资源。该平台提供：（1）用户寻求或希望获得的督导师的数据库；（2）供学生搜索督导师并协商督导条款的系统；（3）通过可行的方式安排和进行远程督导，特别强调基于互联网的视频会议；（4）保密文件、治疗录像和其他资源的安全存储系统；（5）录像回放和标记工具；（6）督导服务费用支付系统。——译者注

小　结

　　基于胜任力的临床督导需要伦理，而伦理需要相关胜任力。无论是在临床督导中发生的行为还是在督导下提供的心理服务，都涉及对法律和伦理的认真思考和应用。基于胜任力的临床督导尤其适合那些为了达成这一目标的培训项目，因为该模型强调知识（法律和伦理）、技能（在应用法律和伦理时，使用合理的和公认的决策方法）和态度（遵守美国心理学会《伦理守则》以及其他专业标准）的聚集和整合。与其只关注违反伦理的行为（尤其是严重违反法律和伦理的行为），我们更提倡进行日常的、当下的伦理实践和法律应用，建立一个由从业者和督导师组成的伦理社区，受督者可以在社区中学习，并一起将社区精神打造成一种体现最高伦理原则和专业标准的文化。

第七章

专业胜任力不达标的受督者

【本章摘要】专业胜任力不达标的受督者给督导师提出了巨大挑战，也让督导师承担了特殊的责任。态度、知识和技能与专业化的结合，有助于督导师处理受督者未达到专业表现标准的情况。牢记自己的多重责任，督导师应在督导初始就保持高透明度，向受督者明确表达对其专业表现的期待，建立行为锚定的专业表现指标，并直接表达自己对不达标的专业表现的担忧，并在观察到胜任力问题时提供相应指导。在提供反馈、制订矫正计划、监督咨询过程和进行行业把关时，督导师要进行最佳实践。

专业胜任力不达标的受督者给督导师出了一个难题，在临床训练中，这些受督者常常被称为"烫手的山芋（hot potato）"（Johnson et al., 2008）。情况很复杂，因为督导师肩负着对来访者、心理学专业、公众、研究生院和培训机构的多重责任。此外，督导师必须清楚自己对受督者表现的期待，并且能够区分正常的发展挑战和不达标的表现。

对于专业胜任力不达标的受督者有很多描述：专业表现有问题的受督者、专业胜任力有问题的受训者，他们表现出的行为、态度或技能没有达到在其训练阶段应该达到的伦理或专业标准（Elman & Forrest, 2007）。他们表现出：

> 通过以下一种或多种方式反映出其个人与专业功能的冲突：（1）无法或不愿意学习专业标准，并将其整合到自己的专业行为之中；（2）无法获得达标某胜任力水平的专业技能；（3）无法掌控个人压力、心理功能失调或过度的情绪反应，以至干扰了专业功能的发挥。（Lamb, Presser, Pfost, Baum, Jackson, & Jarvis, 1987，p.598）

以及

> （1）当识别出问题时，受督者不承认、不理解或不解决问题；（2）问题的出现不仅仅是因为受督者缺乏某种可以通过教育和教学培训来获得的技能；（3）其提供的服务质量……持续受到来自受督者的负面影响；（4）问题不局限于某一个专业功能领域；（5）需要培训人员在其身上花费大量的时间和精力；（6）即使经过反馈、矫正计划或耗费了大量时间，其行为依然没有改变。（Lamb et al., 1987，p.599）

《指南》（APA，2014）专门强调了督导师在处理专业胜任力问题时的不同角色：

- 督导师理解并遵守督导协议以及与专业表现评价相关的项目、机构和法律政策及程序。

- 督导师应努力直接处理受督者的专业表现问题。

- 督导师应努力及时发现受督者潜在的专业表现问题，将这些问题告知受督者，并采取有计划的步骤一步步有效地解决这些问题。

- 督导师拥有制定和实施专业表现问题矫正计划的胜任力。

- 督导师应牢记自己行业把关人的角色，并采取适当的和合乎伦理的行动来应对受督者的专业表现问题。（pp.21—23）

不幸的是，督导师可能会避免与受督者进行困难的谈话，甚至不告知受督者他们在哪些方面的胜任力没有达到专业标准，无论这些标准是"基准参照表"（Fouad et al., 2009; Hatcher et al., 2013），其他胜任力标准，还是其他专业表现标准（如为司法心理学制定的标准；Varela & Conroy, 2012）。督导师应唤起自己的专业价值观和专业承诺，运用自己的知识和技能，忠实地履行解决受督者胜任力问题的责任。

一些监控专业表现的重要做法有：确保每位受督者都把自己视为正处在发展阶段中的人，能接纳形成性反馈意见，并了解为什么待发展的胜任力是符合培训设置的期待的。基于胜任力的督导特别适合用于预防胜任力问题的出现和尽早地解决问题。最有效的方法是将受督者的自我评估与督导师和受督者的合作性追踪和监控结合起来。督导师的透明度——当督导师注意到受督者不太胜任的某个领域或比较担心某些知识、技能（态度）或某个胜任力问题时，向受督者提供反馈——在伦理上和法律上都是必要的，因为它为受督者提供了一个保证：督导师会对所涉及的问题领域进行处理，而受训者会有机会成长、发展并获得胜任力的提升。

理想情况下，胜任力水平较低的领域应立即（或在发现后不久）就得到处理，而不是督导师默默观察很长一段时间并将缺点一一累积起来，然后一股脑扔给受督者。在没有事先警告或通知的情况下提供如此多的累积反馈给受督者，会让受督者处于非常不利，甚至是被压垮的境地。受督者可能会感到绝望。

在确认有专业胜任力问题的受督者时，一个重要的做法是向其他同事进行会商。如果有多个督导师，确认一下其他督导师是否也在这位受督者身上看到了同样的胜任力问题，如果没有，与其他督导师探讨一下为什么他们认为受督者达到了该胜任力标准。思考是否不同实践领域对胜任力有不同的需求特点（如评估 vs 心理治疗；儿童与家庭治疗 vs 成人治疗），思考问题是否与督导关系有关。督导师有责任确认其识别出的受督者的胜任力问题是一个普遍性的问题，而不是只在受督者与某一位督导师工作时才会出现的问题。如果是后者，思考一下问题是不是出在督导同盟或督导关系上，如果曾建立起督导同盟，什么时候同盟产生了张力和破裂，同盟是否曾陷入僵局。这些问题应该得到处理，在处理之后，督导师应当重新评估并重新找到同事会商，看看胜任力问题是否依然存在。处理胜任力问题的关键做法有：

- 尽早提供反馈并记录在案。定义不符合专业胜任力要求或标准的具体行为。关键是对胜任力的反馈必须锚定于受督者的合作性自我评估和对特定胜任力（例如，《基准参照表》或其他胜任力框架）的持续监控，该胜任力已被督导师正式介绍给受督者，并且已经共同确认过合适的督导目标。对胜任力水平进行反馈时，不应让受督者感到惊讶。

- 确定你已经区分清楚哪些是正常的发展挑战，哪些是真正的胜任力问题。

- 不要使用"损伤（impairment）"这样的词来指代受督者的胜任力问题。使用这个词会触犯《美国残疾人法案》（Americans With Disabilities Act, ADA）。该法案已经先发制人地定义了"损伤"一词的含义，指有精神或身体残疾的个体。如果你使用这个词，你是在暗示你认为受督者有这样的残疾，而如果你没有采取合理的措施帮助受督者，将触犯该法律。不要使用"损伤"一词，使用"某胜任力和行为没有达到专业标准"这样的表述（Falender, Collins, & Shafranske, 2009）。

- 确保尽早就受督者的各项专业表现提供良好的和具体的

反馈。

- 与学校、培训主管 / 行政主管、人事或人力资源部门进行会商和合作，确保所有的人事工作程序正当、符合规范。

- 提出早期矫正计划：制订计划，以提高各项胜任力，考虑到知识、技能和态度 / 价值观在讨论和计划中的重要作用。（请使用《胜任力矫正计划》模板[1]）

- 制定具体的、可测量的步骤以帮助受督者进步，并能锚定到特定的胜任力领域。

- 就情境或其他问题开启困难的对话。考虑到文化、多样性和情境因素的重要性。考虑来访者、受督者和督导师的世界观的相互作用，以及它们如何影响胜任力问题。

- 使用多种核查工具在一条时间轴上持续监控和追踪专业表现。

- 一旦你开始监控和追踪胜任力表现，要持续监控，并设定核查的间隔时间（不用太频繁），即使受督者已经取得了一定的进步（详见 Falender, Collins, & Shafranske, 2009; Forrest

---

[1] 该模板除说明和基本信息外，主要包含两张表：一张表用于制订切实的矫正计划，包括 9 个项目：需要矫正的胜任力领域 / 关键成分，问题行为，达标的专业表现，受训者的责任 / 行动，督导 / 相关人员的责任 / 行动，达标行为完成时间表，评估方法，评估时间，矫正失败后的结果；另一张表用于对之前的矫正计划进行总结性评价，包括 5 个项目：正在矫正的胜任力领域 / 关键成分，达标的专业表现，（矫正计划的）结果是否达标（达标，部分达标，不达标），接下来的行动（如继续矫正，继续矫正但需修改矫正计划，进入申诉程序），下一次评价时间（如果需要。申诉程序指如果培训项目打算开除该受训者，需先通知受训者，根据美国法律和规范，受训者有一次向管理委员会进行申诉的权利。——译者注

et al., 2013）。

专业胜任力不达标的受督者给督导师提出了巨大挑战，也让督导师承担了特殊的责任。态度、知识和技能与专业性的结合，有助于督导师处理受督者未达到专业标准的情况。牢记自己的多重责任，督导师应在督导一开始就保持高透明度，向受督者明确表达对其专业表现的期待，建立行为锚定的专业表现指标，并直接表达自己对不达标的专业表现的担忧，并在观察到胜任力问题时提供相应指导。在提供反馈、制订矫正计划、监督咨询过程和进行行业把关时，督导师要进行最佳实践。

第八章

督导师养成与精进

【本章摘要】从基于胜任力的视角来看，当受督者开始进入受督者的角色时，他就已经开始接受如何成为一位督导师的训练了（Falender & Shafranske, 2012a）。本章讨论了受督者角度的角色调用（role invocation[1]）、督导师角度的角色调用、督导师的发展阶段以及角色转换（role transition）。

从基于胜任力的视角来看，虽然接受督导的经历完全不足以使一位受督者具备做督导的能力，但当他开始进入受督者的角色时，他就已经开始接受如何成为一位督导师的训练了（Falender & Shafranske, 2012a）。想要成为一位有效率的受督者，要做的第一件事就是了解督导过程的每一个方面，并进行角色引导（role

---

[1] invocation 源自计算机术语，原指启动某项功能。本章的角色调用（role invocation）主要指受督者、督导师对自身的角色及期待（即应该做什么）的全面澄清、理解和准备，以开启专业实践。——译者注

induction）[1]（Falender & Shafranske, 2012a; Vespia, Heckman-Stone, & Delworth, 2002），这样，受督者就能够全面理解并认真处理受督者角色的各个方面以及对受督者的角色期待。

从受督者的角度进行角色调用

第一步是回顾被督导的经历，参考《督导师效用评分表》（Supervisor Utilization Rating Form, Vespia et al., 2002; 引自 Falender & Shafranske, 2012a）中的板块，作为角色调用的参考。评估自己作为受督者的胜任力，可以考虑以下方面：

- 你对督导的态度、准备和成长意愿；
- 你对督导过程的看法（即主动、被动、目标导向、合作）；
- 你承认遇到困难或讨论自身错误的能力；
- 你讨论与督导关系有关的议题或问题，以及进行自我批判的技能；

---

[1] Bernard 和 Goodyear 在《临床心理督导纲要（第三版）》（第 229 页）中指出，当受督者不确定自己的角色和对该角色的期望时，常会引发焦虑感。因此，可以使用专门的手段来教育受督者，让他们清晰自己的角色和期望，即角色引导工作。该工作能够帮助受督者对督导形成一个清晰的概念，降低焦虑。该工作还能够提高受督者的治疗效果、提高来访者的参与率、减少咨询脱落。作为受督者，如何为督导做好充分准备并通过督导获得更好的成长，可参见本书两位作者合著的另一本书（暂无中文版）《充分利用临床训练和督导：给见习生和实习生的指南》（Getting the Most Out of Clinical Training and Supervision: A Guide for Practicum Students and Interns）。——译者注

- 你对反馈持开放态度，不带防御地接受反馈，并向督导师进行反馈；

- 你对个人动力与治疗/督导之间关系的理解，可以通过公开地讨论自己对来访者的个人反应和情感反应来证明；

- 你对不同的视角、来访者对疗效的评价、伦理和法律观点的开放程度。

作为督导师进行角色调用

受训新手督导师做到以下方面非常重要：与受督者一起进行角色调用，将对督导师角色的期待和基本规则包含到训练过程中，在角色调用中基本站在"督导师"的位置，从标准化督导的基础部分开始训练；知道作为督导师应该为督导做哪些准备工作，能够获取咨询过程的纸质、音频或视频资料；双向反馈的期待；多元文化和多样性胜任力，并将其融入督导过程、伦理、法律和机构规范；一般性的期待，如互动和做好督导的准备。受训督导师必须思考，自己对受督者有哪些期待，这些期待应当具体、与情境相关而不是空泛的。充分的角色调用是建立督导关系的重要组成部分。

人们逐渐认识到，督导是督导双方存在权力差异和与受督者共同合作的微妙平衡，认识到它是一个动力过程。督导师必须向受督者传达一种赋权（empowerment）的意识：受督者主动学习、成长和与督导师合作，以确保他的需求在督导环境中得到尽可能多的满足。同时，督导师承担着对受督者进行督导专业社会教育的责任，让其充分理解督导师角色的复杂性和艺术性：一方面要承担保护来访者的最高职责和行业把关人角色，确保只有合适的候选人能进入该行业并继续发展；另一方面要培养和提高受督者的自我觉察能力及胜任力。

相较于受督者，督导师拥有很大的权力，通常也享有一些特权，拥有稳定的工作、收入和社会地位。督导师应注意，相比之下，正在攻读博士学位的受督者可能面临巨额债务。受督者曾被压迫的个人历史也可能增大权力差异。关注权力、特权和受督者的视角是督导师与受督者就权力差异进行角色协商的一个重要部分。

从受督者转换到督导师角色是一个复杂的过程。多位作者曾讨论其发展阶段（Falander & Shafranske，2004），并产生了一些共识，如刚进入督导师角色时受到的冲击，可能感觉自己像个江湖骗子——他们头一天还是受督者，第二天就摇身一变成了督导师。他们也可能会非常担心承担连带责任，他们说："我那么努力学习才拿到自己的行业执照，我可不想一些受训者把它给毁了。"随着经验的累积，督导师会变得更自信，更少危机感，更优雅地接受受督者的反馈，以及具备更高的胜任力。可悲的是，这些研究并没有考虑到对临床督导进行专门训练所产生的影响，而在我们看来，培训是开启临床实践的必要条件。

督导师的发展阶段

尽管只有经验支持而没有任何实证支持受督者和督导师发展阶段理论，最近大家还是重新燃起了对这一主题的兴趣。Goodyear、Lichtenberg、Bang 和 Gragg（2014）详细阐述了心理治疗师在转变成督导师的过程中经历的十大变化。

1. 逐渐能够感知到复杂的需要督导师做出回应的时机并采取相应的行动。
2. 学会像督导师一样思考。
3. 学会"成为我自己"。
4. 学会用督导师的目光审视自己。
5. 逐渐能够将反思作为一种工具，来监控自身的偏见及其对他人的影响。
6. 对自己做出的"什么构成有效的心理咨询"的判断越来越有自信。
7. 对自己作为督导师的胜任力越来越有自信。
8. 对受督者的发展过程越来越有耐心。
9. 在作为行业把关人，去做"正确的事"上有越来越多的勇气。

10. 学会理解和管理权力。（p. 1044）

这些阶段与基于胜任力的临床督导模型以及美国心理学会（APA, 2014, 2015）的《指南》非常吻合。需要对发展阶段模型进行更多的实证研究，同时考虑到临床工作者向督导师的转变过程中对知识、技能和态度的运用的变化。

怎么做：训练模块

在研究生院进行督导师训练，第一件要做的事就是为此安排相关课程。要把受督者培养成督导师，需要在他充分掌握了相关的临床技术与胜任力之后。Falender、Burnes 和 Ellis（2013）建议，博士课程需要包含一门独立的临床督导课程，很多受督者表示他们希望自己曾学习过这门课程（Crook-Lyon, Presnell, Silva, Suyama, & Stickney, 2011）。

在临床训练刚开始时，应教给受督者临床督导的基本要素，帮助受督者进行角色调用，以成为一位合格的受督者，帮助受督者理解督导过程的复杂性，为受督者的角色赋权（Falender & Shafranske, 2012a）。

接下来，在接受了最短为期 2 年的见习之后（见习期间进行同辈督导），受督者开始学习并练习如何从受督者转变成督导师。在这一部分，我们将重点介绍我（弗兰德）在培训督导师时使用的培训模型。这一课程通过练习和活动的形式，将督导相关文献、督导模型和基于胜任力的督导介绍给受督者，让他们体验从督导师的视角看待和思考问题，体验从受督者到督导师的重大认知转变。受训督导师学习知识、技能和态度，以确保有效的督导实践。结合教材中的阅读作业（参见 Bernard & Goodyear, 2014; Falender & Shafranske, 2004, 2012a）、《指南》（APA, 2014, 2015; ASPPB, 2015）以及精选的关于该领域的最新研究发现等阅读材料，受督者参与讨论和活动，将构成督导师胜任力的知识、态度和价值观进行概念化，并开始进行贯穿其职业生涯的督导师胜任力的自我评估。

之后，受督者开始与其他受训者二人成组进行"督导师—受督者"角色扮演。角色扮演的形式与给真实的受督者的督导一致，受督者呈报一个复杂的来访者个案，包括临床和多元文化的交叉。这些主题的安排为受督者提供了一个理想的测试自己胜任力的地方，让他们在开始内化督导师角色时，获得督导师的视角和信心，并反思自己的受督经验。一位高级督导师会监督整个过程。角色扮演的主题包括建立督导关系和督导协议，处理督导关系的张力和破裂及其修复，管理反移情或反应性，处理法律和伦理问题，以及处理上述所有议题与多元文化和多样性（例如社会经济地位、年龄、宗教、性取向、性别认同、移民）的交叉部分。

角色转换

受督者的角色结合了行动和依赖，能够安慰自己说督导师是最终负责的人，并且自己可以随时向督导师寻求帮助、支持、指导或在必要时请督导师出面干预。Kaslow 和 Bell（2008）将其称为"抱持环境"（holding environment）（p. 19），这是从温尼科特（Winnicott, 1986）那借用的术语，对刚开始接受督导的受督者来说，抱持环境是他们的基本需要，在抱持环境中他们能够逐渐发展出自己的专业身份，并逐渐与过去的督导师以及生命中的其他权威人物作分离。在权力差异的框架下发展与受督者的合作关系，可能对一些受训督导师提出了挑战。参考女性主义取向督导的文献可以为困惑于角色问题的受训督导师提供一些启发。Brown（2016），Porter、Vasquez（1997），Vargas，Porter、Falender（2008）的著述为如何在透明的权力差异背景下与受督者建立相互尊重的、合作性的关系提供了一些案例和指引。通过示范如何进行接纳、做到真诚一致、开放和尊重，鼓励督导双方一起进行自我反思和互相检查，可以促进督导同盟的建立和发展。

在督导师训练课程中进行角色扮演时，准备扮演受督者的人也可以先从督导师的视角看问题，同时阅读《临床督导中的多元文化与多样性：基于胜任力的方法》（*Multiculturalism and Diversity in Clinical Supervision: A Competency-Based Approach*）（Falender, Shafranske, & Falicov, 2014）的相关章节。将证据、胜任力、创造性地解决问题的能力、反思、小组同伴的反馈统统整合起来，有助于加深理解，增强对督导师的共情，并开始形成对督导师身份的专业意识。一个特殊的挑战是整合督导师的多项职责：在保护病人的同时培养受督者的洞察力、专业成长和胜任力实践（包括做出一些艰难的决定，譬如判断受督者继续与来访者工作是否会带来伤害），还要监督受督者的临床实践。他们还需要权衡哪些是发展阶段出现的正常问题行为，哪些是需要矫正措施的问题行为。

示　例

下面是一些从督导角色扮演中摘取的实例。一位受训者扮演督导师，一位受训者扮演受督者，但他们二人都会对自己的角色和行为进行反思。该过程的指导者和督导师的督导师（MetaSupervisor[1]）（弗兰德）针对该过程提供了额外的反思和意见[2]。

【例1】在受督者与来访者进行的第四次会谈中，来访者透露说自己是双性恋，她不知道该不该把这件事告诉和她交往了几个

---

[1] 对督导师和督导过程进行督导的资深督导师，在国内常称其为督导师的督导师。——译者注

[2] 角色扮演情况描述（楷体），督导师和受督者反思（仿宋体），指导者点评（宋体）。——译者注

月的男朋友。这一自我暴露引发了受督者 / 治疗师的一系列情绪反应：惊讶、苦恼、一种被压垮的感觉、惊慌失措，并对来访者如此信任她以至进行这样的暴露而感觉到敬畏。受督者提前 15 分钟结束了会谈，说自己得就这个问题做下督导。受督者说她自己缺乏性取向方面的经验，而且一想到要和这位来访者工作她就感到深深地害怕。督导师做的第一件事是对受督者的各种情绪反应进行了反映。

督导师的第一冲动是告诉受督者应该做什么，但是这个冲动很快就被一个决定压下了，她决定采取一个反思的立场来处理受督者 / 治疗师的反应，反思受督者的反应可能对来访者带来的影响，以及个人反应和情绪反应如何影响了受督者的行为。督导师反思说，作为督导师，实在太容易直接责备受督者，而不给受督者一个机会，去处理和重构她自己的反应以及对来访者的影响。

通过自我暴露"害怕"，受督者打开了一扇通向自我检查和成长的大门。受督者对来访者的自我暴露和对自己的信任感到"敬畏"，以及因为信任督导师而在督导中进行自我暴露是一个很关键的因素。一个很棒的启示是，脆弱性是有多个层面的，而通过一个尊重的过程，可以将受督者 / 治疗师从情感反应转向自我反思和洞察。督导师很温暖、很共情，并引发了受督者更细微的反应，为探索这位特定的受督者应该如何以及是否可以或是否应该继续与该来访者进行工作打开了大门。两位角色扮演者反思了自己的个人宗教和信仰结构是如何与被讨论的问题相关的，反思如何站在督导师对来访者和专业负责的角度去规范受督者的反应。最后，督导师与所有参加培训的学员一起进行了头脑风暴，寻找帮助受督者继续与来访者工作的可能途径，在保持对受督者个人信仰的尊重的同时，赋权给受督者，让她能更加包容不同的世界观（Bieschke & Mintz, 2012）。受督者被督导师赋予反思她的"敬畏"的权利，去继续探索她的经验和想继续前进的想法。督导师也觉得被受督者赋予带领这一过程的权利，能够去欣赏受督者的开放性和脆弱性。受督者报告说，这些练习提供了一个体验当下的紧张气氛和进一步理解角色转变的机会。

【例2】受督者描述了一位36岁的女性来访者，未婚，也没有固定伴侣，在人际关系方面存在很多问题。督导师告诉受督者，来访者最该担心的应该是她的生物钟在嘀嗒作响[1]。受督者感到很惊讶，因为这不是来访者提出的问题，但督导师坚持认为这应该作为咨询的核心问题。受督者尝试着温和地向督导师建议说，他们应该反思一下个人因素如何影响自己的观点，然后再一次声明来访者明白无误地表述过自己寻求治疗的原因：她很难建立亲密关系，而不是担心衰老。

随后督导师和受督者一起反思了那些他们认为督导师的世界

---

[1] 意指来访者正在衰老，将来很可能无法生育或孤独终老。——译者注

观掌控了督导互动的情况，他们做过哪些努力来阻止或改变这一情况，同时仍能注意到自己的价值观会影响所有的互动，并牢记他们需要保护来访者。

【例3】就相互给予反馈进行角色扮演时，督导师先描述了反馈是督导的常规操作，然后请受督者描述她过去接受到的反馈，以及她认为如何建构反馈才能让反馈最有效。受督者回答说，接受反馈对她来说很难，因为这让她想起了她吹毛求疵的父母。督导师回应说，接受反馈对受督者来说确实很难，但还是坚持要求受督者按照自己的要求去做，督导师解释说，这是一个很好的机会，可以用来确定怎样进行反馈才是有用的和容易被接受的。督导师敦促受督者在各项胜任力领域中找出某项她可以接受反馈的胜任力，但受督者却说，有时候，她在与来访者互动时太缺乏确定感了，大概是因为她担心如果她对来访者进行干预会伤害到来访者的感情。

督导师的督导师（弗兰德）反思说，刚刚发生的事可能是一个有意思的平行过程，并且这个问题应当马上得到处理。受督者听了很惊讶，但经过反思，同意了弗兰德的观点。为了促进体验式学习，弗兰德建议他们交换角色进行扮演，以进一步检查过程中的动力。

之前的受督者扮演督导师，（不太确定地）表示说，看起来受督者似乎在对某位来访者进行干预时缺乏自信心。受督者表示同意，并说干预看起来都那么"确定"，她担心如果干预错了该怎么办。督导师表示说，这可能是因为受督者经验不足，随着经验和干预成功的增长，受督者可能会更有确定感，但要到达这一步，她还需要在督导的帮助下冒一点小风险，看看干预的效果到底如何。

【例 4】这次角色扮演的主题是受督者担心收到督导师的反馈。他一再要求督导师不要给他反馈，因为反馈干涉了他成长的能力。督导师沉思片刻，温柔地向受督者描述了她担负着对来访者的责任，并解释说，反馈不是干涉，而是受督者成长的途径。通过一系列类似的做法，督导师就受督者的强项和待发展的领域进行了具体的、基于胜任力的反馈。

督导师反思说，给一个不想要任何反馈的人提供反馈实在太难了，还反思说这次角色扮演突出了几个重要主题：角色转变、督导师的各种角色以及督导师保护来访者的权力。

参加培训的其他学员建议使用来访者疗效测量工具（Grossl, Reese, Norsworthy, & Hopkins, 2014）和受督者督导效果测量工具（Tsong & Goodyear, 2014; Worthen & Lambert, 2007）来追踪受督者的专业表现，并使用这些量表来衡量和校准给受督者的反馈，示范如何将表示治疗进展的疗效数据反馈给来访者。

【例5】在这次角色扮演中，受督者显得情绪低落、意志消沉，他描述说他对一位来访者有严重的自杀意念感到非常沮丧。督导师控制了一下自己的反应不至于太剧烈，然后尝试地问，当这件事发生时为什么受督者不立即联系她。受督者说，那时候他只是陷入了自己的思绪，觉得在处理来访者想自杀的问题之前或就此问题进行督导之前，他必须处理一些有关自杀的个人议题。督导师没有控制住自己，而是一股脑地反应说：她有保护来访者的最高职责，她担心等事情真的发生就太晚了，她需要受督者立即与来访者联系并马上安排一次会谈，现在她和受督者坐在同一条船上，她还不确信受督者的胜任力水平够不够与一位想要自杀的来访者一起进行工作，她到底有没有就这样的危机个案曾给过受督者应急方案。

在进行反思时，核心问题到底是什么就变得很清楚了：一个是督导师自身缺乏作为督导师的胜任力，另一个是需要起草一项专业表现矫正计划，识别出受督者最严重不足的胜任力领域——尤其是理解治疗师和督导师的最高职责是保护来访者，而且不这么做的话是触犯法律且严重偏离了实践标准的。

弗兰德同意他们的反思，并强调了后者，大家一致认为督导师在履行保护来访者、执行和监督伦理与法律标准以及行业把关人方面的角色功能的同时，还要与受督者保持良好的督导关系真的很难。弗兰德再一次强调，督导师的最高职责是保护来访者；

从这段特殊的互动中可以看到督导师的该项职责如何重要，并强调理解和履行这一职责是一种受督者向督导师角色的发展性过渡。

在每一次模拟会谈中，角色扮演小组都会反思胜任力问题的交叉点：在这个点上知识和技能问题占比不大，但他们认为态度问题，包括一些反应性问题，占比很重。他们还反思了有时向受督者提供反馈，做出保护来访者的决定，以及做受督者的行业把关人有多困难。小组发现对角色扮演再进行角色扮演是很有效的：角色扮演中的督导师和受督者有计划地互换角色，以进行换位思考并寻找替代性方案。此外，他们还经常进行有针对性地阅读（即，管理反移情和个人因素；Falender & Shafranske，2004，第四章）。他们报告说，通过角色扮演，他们对下面的主题有了更深的理解：督导同盟的重要性，在多元样胜任力的背景下检视自己的个人信念和态度，如何规范这一督导过程，如何管理督导师和受督者的反应性，他们很肯定地认为在督导中回看咨询录像是一个重要的和宝贵的工具，能够从录像中找到有深度的、细致的、可见的行为片段，可用来锚定给予受督者的反馈。

培养督导师胜任力的下一个步骤是资深督导师对新手督导师所做的督导进行持续的督导。这一阶段的重点是通过阅读目标文献、回看督导录像和给予双向反馈，来扩展督导师的技能、知识和态度。最后，组建一个督导会商小组，督导师可以把自己遇到的难题或成功经验带到小组中，可以向其他组员请教他们对自己的督导实践的看法，也可以展示自己的进步。会商小组在督导师的专业发展中起了非常重要的作用。小组成员可以轮流介绍专业期刊上的专题和文章，大家一起来进行评论，能够提升整个小组成员的知识储备。

"移动的胜任力目标（moving target of competence）"这一概念要求督导师经常向后退一步，反思自己的督导，反思自己的强项以及自己或其他人认为他们还有待发展的胜任力领域。对同行的意见持开放态度是督导师发展的关键因素。自我评估是发展中的一个步骤，也是一个有助于胜任力社区文化建设的步骤（Johnson, Barnett, Elman, Forrest, & Kaslow, 2013）。

第九章
临床督导的变革

【本章摘要】作者讨论了如何从制度层面和组织层面进行基于胜任力的临床督导的变革。

过去的十年开创了一个胜任力的时代，一个机遇与挑战并存的时代。需要改革的范围很广，也需要研究和实践做出相应的结构变形（reconfiguration）。一个出发点是对胜任力进行进一步的操作定义，因为之前将胜任力视为一个终点状态的观点遮蔽了真正的现实：临床工作者和督导师必须不断进行自我评估并提高其技能以应对病人的临床需要和受督者的训练需要。我们如何测量督导师的胜任力？如何开展临床督导的教育和培训，不仅要树立胜任力门槛，还要鼓励持续发展？在临床督导实践中，什么时间点是训练心理学工作者的最佳时机：在研究生院、实习期还是博士后训练期？我们如何确保这些训练确实被实施了？我们如何评估待发展的督导师胜任力？这些问题不仅仅是学术问题，还是迫切的现实问题。

我们必须更好地认识督导变革的障碍（例如，对督导价值和效用的态度、对现有督导理论和研究不熟悉），并找出能确保开展基于胜任力的临床督导的途径。在各级培训机构和医疗卫生系统中，要努力提高临床督导的质量，确保公众的福祉。尽管督导师尽了最大的努力，却还是常常被太多的临床个案和专业责任压得喘不过气来。我们应当采取主动，制定公共政策和标准，确保提供最高质量的督导。只有通过教育、培训、研究和实践领域各方共同努力，临床督导才能履行其对公众、对行业和未来的健康服务心理学工作者的义务。

正如我们在书中所阐述的，基于胜任力的临床督导为胜任力提供了一个有导向性的和系统的方法，并具有一定的表面效度；然而，为了科学地验证其有效性并确定其各个维度上的最佳实践，还需要做大量的工作。

在朝向基于胜任力的督导的变革过程中，必不可少的一项工作是，系统研究督导师胜任力与督导实践有效性的相关程度，研究基于胜任力的临床督导的标准化操作方法。制定有效、可靠的临床胜任力和督导师胜任力指标，包括临床表现监测，帮助受督者和督导师在临床过程和督导中更好地尽到责任。同样，需要进行相关研究，以检验使用特定的督导干预措施对督导单次会谈效果和督导最终结果以及临床效果的影响（Falender, 2014）。光依靠目前使用最普遍的受督者自我报告是不够的。混合方法研究将有助于检验参与者的细微差别和主观体验，以及过程的效度。单一被试研究（single subject research）即个案研究，通过分析每一次督导会谈中对受督者临床行为进行的反馈，来研究督导干预对受督者临床专业表现的影响，是一种特别有用的获取督导干预效果的方法。转化研究（translational research）的增多，即有意识地将在实验环境中得出的精心设计的科学研究结果运用于真实的督导实践，通过关注运用过程中遇到的挑战，为进一步推动基于胜任力的临床督导提供了可能。尽管研究的重点一直放在督导关系上（例如，Inman et al., 2014），但还需要更多地了解是什么导致了有效的督导关系和督导工作同盟，包括使用基于胜任力的模型以及对督导的多个组成部分的系统研究（APA, 2014, 2015）。我们还需要知道什么不起作用，什么起作用，以及不充分或有害的督导对来访者造成的影响。

要实现将现有的临床督导实践变革为胜任力和循证实践这一文化变革，需要付出巨大的努力。督导师和受督者的知识、技能和态度必须发生变化。《指南》（APA, 2014, 2015）以及美国州际与大区心理学委员会新出台的行业执照认证和规范（ASPPB, 2015）都预示着这一转变，所有这些规范都是基于胜任力的。此外，多个国家和地区都采纳了基于胜任力的方法（Gonsalvez & Calvert, 2014）。

然而，变革的障碍依然存在，克服这些障碍需要系统性的并覆盖整个系统的方法。例如，可以在制度层面上进行变革，在这一过程中，对临床督导的基本方法做出改变；或者可以发生在个人层面，在这一过程中，督导实践将针对受督者个人化的训练需要，或是处理影响督导有效性的督导关系中的张力或困难。无论在制度层面还是个人层面，都需要经过深思熟虑，以确保履行督导协议中规定的督导和培训职责。

朝向基于胜任力的督导的系统性变革

向基于胜任力的督导转变需要思维定式的转变、自我评估和主动积极的改变。仅仅只使用某个督导模型（例如，基于心理治疗取向的、发展的）是不够的。基于胜任力的督导的一个关键要素是对模型各个组成部分的系统化处理：督导同盟或督导关系的形成；督导协议；多样性和个人因素；评估、评价和反馈；伦理、法律和规范问题；专业化。而其他的督导单体模型[1]往往全面涵盖所有这些要素。因此，基于胜任力的督导模型是一种元理论的方法，在系统变革中是必不可少的。

---

[1] 这里的单体模型指基于心理咨询理论的督导模型，如心理动力学督导模型、认知行为治疗督导模型等；与其对应的是更全面、系统的复合模型，如本书提出的胜任力模型，Elizabeth Holloway 提出的系统方法模型（Systems Approach to Supervision）（可参见本系列对应译本）等。——译者注

在组织层面进行督导变革

在组织层面的变革要求督导师成为变革的领导者。在组织或个人功能上进行改变是困难的，督导变革要求的这种改变也不会变得容易。考虑设置／周围环境是否已经做好改变的准备是有帮助的，透明化和公开化的评估也将有助于这一改变过程。变革型领导技能（transformational leadership skill）（Kaslow, Falender & Grus, 2012）使领导者能够解决一些迫切的心理健康和训练需求（例如，职业倦怠、压力、缺乏动力），应对变革的准备，并创造一种支持性的、终身学习的愿景，在这一愿景中，每个人，无论是督导师还是受督者都拥有个人的成长和发展计划，有相应的目标和任务。这一愿景还包括发展基于胜任力的督导所必需的知识、技能和态度，确保组织结构中的所有成员都重视基于胜任力的督导的重要性，并将其作为一种终身学习的策略。

在已有的或新兴的督导实践的基础上，鼓励团队中的每位成员利用自己独特的个人强项或兴趣，激发成长的动力，通过在变革过程中产生的能量和热情为继续成长提供支持和强化。当每位成员被赋权去进行改变时，就会发生一种文化的转变。Kotter（1996）描述了变革的各个阶段：（1）形成一种紧迫感，在这里，这种紧迫感可能涉及预防职业倦怠，或为行业认证资格做准备；（2）组建一个共享变革动力的督导师联盟或核心团队；（3）制定愿景和战略，包含基于胜任力的督导带来的益处；（4）传播愿景；

（5）赋权更广泛的行动；（6）创造短期的胜利或成功，并宣传它们；（7）巩固已获得的成果；（8）在文化中扎根，确保整个环境中的机构认同自己的观点和做法。

临床督导的变革涉及督导师和受督者在各个层面上的转变。首先，对于督导师来说，变革意味着：（1）识别、实践、传播和确保实施有效临床督导的技能、知识和态度，并对受督者进行有效评估和有效监督；（2）坚持向个人和整个环境不断灌输变革基于胜任力的实践；（3）为督导师提供临床督导专业培训，通过培训者的潜移默化，和之后对该模型的实践，促成督导变革；（4）处理督导师对来访者、受督者、培训机构、法律和规范的诸多责任所带来的复杂性，处理由在督导实践中执行多项功能所带来的张力。此外，督导师在促进所有工作人员和受督者的专业发展的同时，还要确保他们都遵守了机构的规章制度。这些多重角色在支持性的互动和评估或把关人（即督导师对受督者的胜任力的判断）的功能之间造成了一种潜在的紧张关系。

对于受督者而言，变革意味着：（1）进入基于胜任力的教育时代，包括专业培训和阅读（Hatcher et al., 2013）；（2）支持受督者进行自我评估，了解心理学工作者和其他心理健康专业人员糟糕的自我评估技能（Dunning, Heath, & Suls, 2004）；（3）帮助受督者将待发展的胜任力领域转化为督导的目标和相应的督导师任务及受督者任务；（4）支持受督者共同监测督导目标的完成情况，监测其在胜任力评价标准（如"基准参照表"）上是否有进步，并在达到标准时对督导目标进行修订和更新。

在受督者—督导师层面，基于胜任力的督导也需要变革。它需要一种建立在对受督者胜任力的评估之上的系统性方法。督导从本质上来说是具有高度互动性的。通过体验，我们指的是运用多种技术，包括通过角色扮演来进行来访者—治疗师互动，由督导师和受督者轮流扮演来访者和治疗师；练习各种咨询技能；督导师进行示范；使用伦理决策模型，以及其他所有能够提高来访者治疗效果的临床实践（Bearman et al., 2013）。

"移动的胜任力目标"这一概念要求督导师经常向后退一步，反思自己的督导，反思自己的强项以及自己或他人认为他们还有待发展的胜任力领域。对同行的意见持开放态度是督导师发展的一个关键。自我评估是 Johnson、Barnett、Elman、Forrest、Kaslow（2013）和 Johnson 等人（2014）提出的一个有助于胜任力社区文化建设的步骤。他们建议创建一种社区文化/胜任力社区，一个督导师自己愿意践行并灌输给受督者的概念。他们建议创造一种真诚一致和自我觉察的文化，使督导师有可能去示范：

- **获知和表达自己的思想和感情**。督导师可以示范如何对他人进行共情，或如何理解他人的经验和观点，以及对他人福祉的真诚关心。

- **接纳脆弱性和不防御**。督导师允许一个人的知识、技能和态度存在局限性，对接受别人帮助以及接受反馈持开放态度，而不会丧失自尊。

- 进行自我关照，能够做个人健康和情感幸福的表率（Norcross & Guy, 2005）。

- **承认流体专业知识**（fluid expertise）[1]：能够轻松地在专家角色和学习者角色之间进行转换，允许督导师和受督者相互影响，并最大限度发挥协作能力。

- **发起和接受同行的观点**：有能力发起困难的对话，以此作为关心、希望加深关系、承诺提高自己和同行的胜任力的一种表达方式（Jacobs et al., 2011）。

此外，Johnson 等（2013, 2014）敦促心理学工作者组建胜任力小团体：一个由督导师和同行组成的核心团体，大家彼此非常熟悉，不害怕给出支持性反馈，也不害怕给出矫正性反馈。一个更大的团体可以由以其他方式接触到的人组成，这些人提供了各种各样不同的意见、连接、启发和乐趣。投身于所有这些步骤和文化变革将有助于朝向基于胜任力的督导的变革，以及一种持续成长、发展、自我挑战和充满活力的心态。

---

[1] 意指督导师对新的专业知识和不同的知识来源持开放态度，有终身学习和向受督者学习的态度。——译者注

"胜任力基准参照表" 思维导图

基础性胜任力

1.反思性实践的自我评估：在胜任力范围内开展实践，致力于终生学习、学术研究、批判性思考以及专业发展
- 1A.反思性实践
- 1B.自我评估与自我关照
- 1C.专业化

2.科学的知识－方法：能够理解研究、研究方法，尊重基于科学的知识、数据收集和分析的技术、行为的生物学基础、认知－情感基础以及人类发展的生命全程
- 2A.科学意识
- 2B.知识
- 2C.科学基础

3.关系：有能力与个体、团体和/或社区建立有效的和有意义的联系
- 3A.人际关系
- 3B.情感技能
- 3C.行业内的关系
- 3D.表达能力

4.个体－文化的多元化：在与形形色色的个体群体和社会团体进行专业工作时，对他们所代表的不同的文化、个人背景和独特性有觉察并保持敏感
- 4A.自我觉察
- 4B.实用知识

5.伦理－法律的标准规范：将伦理概念和伦理意识运用到个体、群体以及组织的专业活动中。（适用于整个专业领域）
- 5A.知识
- 5B.伦理决策模型
- 5C.伦理行为

6.跨学科体系：认同并参与到同事和同行中。了解相关领域的关键问题和概念，能够与这些领域的专业人员进行交流
- 6A.认识其他专业共有的和独特的贡献，了解与其他专业人员的工作相关的关键问题和概念
- 6B.多领域和跨领域运作：认识两种背景的差异，并有能力在两种背景中进行工作
- 6C.认识到如何参与跨领域合作/咨询可以提高效果
- 6D.尊重其他专业的个体，建立有效的合作关系

功能性胜任力

7.评估与诊断案例的概念化：对与个人、团体和/或组织机构相关的问题和事项进行评估与诊断
- 7A.诊断
  - 7A-1 正常/异常行为
  - 7A-2 技能
- 7B.评估
  - 7B-1 测量和心理测验的知识
  - 7B-2 方法的使用
    - 7B-2-1 会谈
    - 7B-2-2 测验/测量
- 7C.整合
  - 7C-1 场合特异性
  - 7C-2 交流结果
  - 7C-3 整合技能

8.干预：干预旨在减轻个人、团体和组织的痛苦，促进健康和提升幸福感
- 8A.干预的知识
- 8B.干预计划
- 8C.干预的实施
- 8D.进展评估
- 8E.技能

9.咨商：对于来访者的需要或目标，有提供专业指导或专业帮助的能力
- 9A.解决转介问题
- 9B.角色知识
- 9C.知识

10.研究/评价：进行有助于建立专业知识基础和/或评估各种专业活动有效性的研究
- 10A.知识形成的科学方法
- 10B.将科学方法应用到实践中

11.督导－教学：专业知识基础和/或各项专业有效性评估的督导和培训
- 11A.督导
  - 11A-1 知识
  - 11A-2 技能发展
  - 11A-3 意识到影响质量的因素
  - 11A-4 参与督导过程
  - 11A-5 伦理和法律问题
- 11B.教学
  - 11B-1 技能

12.管理-行政：管理直接服务提供和/或管理组织、项目或代理机构
- 12A.领导力
- 12B.管理
- 12C.有效的项目开发

胜任力基准参照表

推荐读物

Barnett, J. E., & Molzon, C. H. (2014). Clinical supervision of psychotherapy: Essential ethics issues for supervisors and supervisees. *Journal of Clinical Psychology, 70*, 1051–1061.

As suggested by the title, this article provides a succinct discussion of ethical issues and best practices in clinical supervision.

Falender, C. A., & Shafranske, E. P. (2007). Competence in competency-based supervision practice: Construct and application. *Professional Psychology: Research and Practice, 38*, 232–240.

Defines competence as a construct and ethical requirement; discusses core competencies, metacompetence, and clinical competence; and offers recommendations to implement competency-based clinical supervision.

Falender, C. A., & Shafranske, E. P. (2012). The importance of competency-based clinical supervision and training in the twenty-first century: Why bother? *Journal of Contemporary Psychology, 42*, 129–137.

Situates competency-based clinical supervision within the larger competencies movement, argues for a necessary shift in the culture of training and supervision, and identifies the "value-added" benefits of implementing the approach.

Falender, C. A., & Shafranske, E. P. (2014). Clinical supervision: The

state of the art. *Journal of Clinical Psychology, 70*, 1030–1041.
Highlights recent developments and best practices, including approaches to transform clinical supervision, and provides supervision vignette with verbatim excerpts and commentary.

Falender, C. A., Shafranske, E. P., & Olek, A. (2014). Competent clinical supervision: Emerging effective practices. *Counseling Psychology Quarterly, 27*, 393–408.
Summarizes best practices in competency-based clinical supervision, which can be used in implementation as well as for supervisor self-assessment.

Goodyear, R., Lichtenberg, J. W., Bang, K., & Gragg, J. B. (2014). Ten changes psychotherapists typically make as they mature into the role of supervisor. *Journal of Clinical Psychology, 70*, 1042–1050.
Argues that supervisor development is best studied as dimensions and presents the results of study of 22 supervisors, including discussion of 10 themes and an illustrative case vignette.

Johnson, W. B., Barnett, J. E., Elman, N. S., Forrest, L., & Kaslow, N. J. (2012). The competent community: Toward a vital reformulation of professional ethics. *American Psychologist, 67*, 557–569.
The authors propose a fundamental shift in the development of competence by including interdependent, collectivist, or communitarian perspectives.

Kaslow, N. J., Falender, C. A., & Grus, C. (2012). Valuing and practicing competency- based supervision: A transformational leadership perspective. *Training and Education in Professional*

Psychology, *6*, 47–54.

A shift from a transactional to a transformational leadership style is required to facilitate the implementation of competency-based clinical supervision.

Soheilian, S. S., Inman, A. G., Klinger, R. S., Isenberg, D. S., & Kulp, L. E. (2014). Multicultural supervision: Supervisees' reflections on culturally competent supervision. *Counselling Psychology Quarterly*, *27*, 379–392.

Reports the findings of a study of supervisees' perceived experiences of supervisor multicultural competence in supervision and its impact on supervisees' clinical work.

参考文献

Abbass, A., Arthey, S., Elliott, J., Fedak, T., Nowoweiski, D., Markovski, J., & Nowoweiski, S. (2011). Web-conference supervision for advanced psychotherapy training: A practical guide. *Psychotherapy*, *48*, 109–118.

American Counseling Association. (2005). *ACA code of ethics*. Alexandria, VA: Author.

American Counseling Association. (2014). *2014 ACA code of ethics*. Alexandria, VA: Author.

American Psychological Association. (2010). *Ethical principles of psychologists and code of conduct (2002, Amended June 1, 2010)*.

American Psychological Association. (2013). *Guidelines for the practice of telepsychology*.

American Psychological Association. (2014). *Guidelines for clinical supervision in health service psychology*.

American Psychological Association.(2015). Guidelines for clinical supervision in health service psychology. *American Psychologist*, *70*, 33–46.

American Psychological Association. (Producer). (2016). *Competency-based supervision* [DVD].

APA Presidential Task Force on Evidence-Based Practice. (2006). Evidence-based practice in psychology. *American Psychologist*,

61, 271–285.

Asay, P. A., & Lal, A. (2014). Who's Googled whom? Trainees' Internet and online social networking experiences, behaviors, and attitudes with clients and supervisors. *Training and Education in Professional Psychology*, *8*(2), 105–111.

Association of State and Provincial Psychology Boards. (2003). *Final report of the ASPPB Task Force on Supervision Guidelines.* Montgomery, AL: Author.

Association of State and Provincial Psychology Boards. (2015). *Supervision guidelines for education and training leading to licensure as a health service provider.*

Balas, E. A., & Boren, S. A. (2000). Managing clinical knowledge for health care improvement. In J. van Bemmel & A. T. McCray (Eds.), *Yearbook of medical informatics* (pp. 65–70). Stuttgart, Germany: Schattauer.

Barnett, J. E. (2011). Utilizing technological innovations to enhance psychotherapy supervision, training, and outcomes. *Psychotherapy*, *48*, 103–108.

Barnett, J. E., & Molzon, C. H. (2014). Clinical supervision of psychotherapy: Essential ethics issues for supervisors and supervisees. *Journal of Clinical Psychology*, *70*(11), 1051–1061.

Bearman, S. K., Weisz, J. R., Chorpita, B. F., Hoagwood, K., Ward, A., Ugueto, A. M., . . . the Research Network on Youth Mental Health. (2013). More practice, less preach? The role of supervision processes and therapist characteristics in EBP implementation.

Administration and Policy in Mental Health, 40, 518–529.

Beauchamp, T. L., & Childress, J. F. (2009). *Principles of biomedical ethics* (6th ed.). New York, NY: Oxford University Press.

Beloit College. (2016). *2017 list.*

Bernard, J. M., & Goodyear, R. K. (1998). *Fundamentals of clinical supervision* (2nd ed.). Needham Heights, MA: Allyn Bacon.

Bernard, J. M., & Goodyear, R. K. (2014). *Fundamentals of clinical supervision* (5th ed.). Boston, MA: Pearson.

Bieschke, K. J., & Mintz, L. B. (2012). Counseling psychology, model training values statement addressing diversity: History, current use, and future directions. *Training and Education in Professional Psychology, 6*, 196–203.

Borders, L. D., Glosoff, H. L., Welfare, L. E., Hays, D. G., DeKruyf, L., Fernando, D. M., & Page, B. (2014). Best practices in clinical supervision: Evolution of a counseling specialty. *The Clinical Supervisor, 33*(1), 26–44.

Bordin, E. S. (1983). Supervision in counseling: II. Contemporary models of supervision: A working alliance based model of supervision. *The Counseling Psychologist, 11*, 35–42.

Brown, L. S. (2016). *Supervision essentials for the feminist psychotherapy model of supervision.* Washington, DC: American Psychological Association.

Brynolf, A., Johansson, S., Appelgren, E., Lynoe, N., & Edstedt Bonamy, A. K. (2013). Virtual colleagues, virtually colleagues— Physicians' use of Twitter: A population-based observational study.

BMJ Open, 3.

Chow, D. L., Miller, S. D., Seidel, J. A., Kane, R. T., Thornton, J. A., & Andrews, W. P. (2015). The role of deliberate practice in the development of highly effective psychotherapists. *Psychotherapy, 52*, 337–345.

Clinton,B. K.,Silverman,B. C.,& Brendel,D. H.(2010).Patient-targetedGoogling: The ethics of searching online for patient information. *Harvard Review of Psychiatry, 18*, 103–112.

Crook-Lyon, R. E., Presnell, J., Silva, L., Suyama, M., & Stickney, J. (2011). Emergent supervisors: Comparing counseling center and non–counseling-center interns' supervisory training experiences. *Journal of College Counseling, 14*, 34–49.

Curry, J. F. (2015). Training implications of psychology's approach to conscience clause cases. *Training and Education in Professional Psychology, 9*(4), 275–278.

Davis, D. A., Mazmanian, P. E., Fordis, M., Harrison, R. V., Thorpe, K. E., & Perrier, L. (2006, September 6). Accuracy of physician self-assessment compared with observed measures of competence: A systematic review. *JAMA, 296*, 1094–1102.

Deane, F. P., Gonsalvez, C., Blackman, R., Saffioti, D., & Andresen, R. (2015). Issues in the development of e-supervision in professional psychology: A review. *Australian Psychologist, 50*, 241–247.

DeJong, S. M., Benjamin, S., Anzia, J. M., John, N., Boland, R. J., Lomax, J., & Rostain, A. L. (2012). Professionalism and the Internet in psychiatry: What to teach and how to teach it. *Academic Psychiatry*, *36*, 356–362.

DeMers, S. T., & Schaffer, J. B. (2012). The regulation of professional psychology. In S. J. Knapp (Ed.), *APA handbook of ethics in psychology*: *Vol. 1. Moral foundations and common themes* (pp. 453–482). Washington, DC: American Psychological Association.

Duan, C., & Roehlke, H. (2001). A descriptive "snapshot" of cross-racial supervision in university counseling center internships. *Journal of Multicultural Counseling and Development*, *29*, 131–146.

Dunning, D., Heath, C., & Suls, J. M. (2004). Flawed self-assessment: Implications for health, education, and the workplace. *Psychological Science in the Public Interest*, *5*, 69–106.

Ellis, M. V., Berger, L., Hanus, A., Ayala, E. E., Swords, B. A., & Siembor, M. (2014). Inadequate and harmful clinical supervision: Testing a revised framework and assessing occurrence. *The Counseling Psychologist*, *42*, 434–472.

Elman, N. S., & Forrest, L. (2007). From trainee impairment to professional competence problems: Seeking new terminology that facilitates effective action. *Professional Psychology: Research and Practice*, *38*, 501–509.

Epstein, R. M., & Hundert, E. M. (2002, January 9). Defining and assessing professional competence. *JAMA*, *287*, 226–235.

Falender, C. A. (2014). Supervision outcomes: Beginning the journey beyond the emperor's new clothes. *Training and Education in*

Professional Psychology, *8*, 143–148.

Falender, C. A., Burnes, T., & Ellis, M. (2013). Introduction to major contribution: Multicultural clinical supervision and benchmarks: Empirical support informing practice and supervisor training. *The Counseling Psychologist*, *41*, 8–27.

Falender, C. A., Collins, C. J., & Shafranske, E. P. (2009). "Impairment" and performance issues in clinical supervision: After the 2008 ADA Amendments Act. *Training and Education in Professional Psychology*, *3*, 240–249.

Falender, C. A., Ellis, M. V., & Burnes, T. (2013). Response to reactions to major contribution: Multicultural clinical supervision and benchmarks. *The Counseling Psychologist*, *41*, 140–151.

Falender, C. A., & Shafranske, E. P. (2004). *Clinical supervision: A competency- based approach.* Washington, DC: American Psychological Association.

Falender, C. A., & Shafranske, E. P. (2007). Competence in competency-based supervision practice: Construct and application. *Professional Psychology: Research and Practice*, *38*, 232–240.

Falender, C. A., & Shafranske, E. P. (Eds.). (2008). *Casebook for clinical supervision: A competency-based approach.* Washington, DC: American Psychological Association.

Falender, C. A., & Shafranske, E. P. (2012a). *Getting the most out of clinical training and supervision: A guide for practicum students and interns.* Washington, DC: American Psychological Association.

Falender, C. A., & Shafranske, E. P. (2012b). The importance of competency-based clinical supervision and training in the twenty-first century: Why bother? *Journal of Contemporary Psychotherapy*, *42*, 129–137.

Falender, C. A., & Shafranske, E. P. (2014). Clinical supervision in the era of competence. In W. B. Johnson & N. Kaslow (Eds.), *Oxford handbook of education and training in professional psychology* (pp. 291–313). New York, NY: Oxford Press.

Falender, C. A., Shafranske, E. P., & Falicov, C. (Eds.). (2014). *Multiculturalism and diversity in clinical supervision: A competency-based approach*. Washington, DC: American Psychological Association.

Falender, C. A., Shafranske, E. P., & Ofek, A. (2014). Competent clinical supervision: Emerging effective practices. *Counselling Psychology Quarterly*, *27*, 393–408.

Falicov, C. J. (2014). Psychotherapy and supervision as cultural encounters: The MECA framework. In C. A. Falender, E. P. Shafranske, & C. J. Falicov (Eds.), *Multiculturalism and diversity in clinical supervision: A competency-based approach* (pp. 29–58). Washington, DC: American Psychological Association.

Farber, E. W., & Kaslow, N. J. (2010). Introduction to the special section: The role of supervision in ensuring the development of psychotherapy competencies across diverse the oretical perspectives.*Psychotherapy: Theory, Research, Practice, Training*, *47*, 1–2.

Farnan, J. M., Sulmasy, L. S., Worster, B. K., Chaudhry, H. J., Rhyne,

J. A., & Arora, V. M. (2013). Online medical professionalism: Patient and public relationships: Policy statement from the American College of Physicians and the Federation of State Medical Boards. *Annals of Internal Medicine, 158*, 620–627.

Foo Kune, N. M. R., & Rodolfa, E. R. (2013). Putting the benchmarks into practice: Multiculturally competent supervisors—effective supervision. *The Counseling Psychologist, 41*, 121–130.

Forrest, L., Elman, N. S., Huprich, S. K., Veilleux, J. C., Jacobs, S. C., & Kaslow, N. J. (2013). Training direct ors' perceptions of faculty behaviors when dealing with trainee competence problems: A mixed method pilot study. *Training and Education in Professional Psychology, 7*, 23–32.

Foster, V. A., & McAdams, C. R., III. (1999). The impact of client suicide in counselor training: Implications for counselor education and supervision. *Counselor Education and Supervision, 39*, 22–33.

Fouad, N. A., Grus, C. L., Hatcher, R. L., Kaslow, N. J., Hutchings, P. S., Madson, M. B., . . . Crossman, R. E. (2009). Competency benchmarks: A model for understanding and measuring competence in professional psychology across training levels. *Training and Education in Professional Psychology, 3*(4, Suppl.), S5–S26.

Fox, S., & Duggan, M. (2013). *2012 health survey.*

Gabbard, G. O., Kassaw, K. A., & Perez-Garcia, G. (2011). Professional boundaries in the era of the Internet. *Academic*

Psychiatry, 35, 168–174.

Gelso, C. J., & Hayes, J. A. (2002). The management of countertransference. In J. C. Norcross (Ed.), *Psychotherapy relationships that work* (pp. 267–283). New York, NY: Oxford University Press.

Genuchi, M. C., Rings, J. A., Germek, M. D., & Cornish, J. A. E. (2015). Clinical supervisors' perceptions of the clarity and comprehensiveness of the supervision competencies framework. *Training and Education in Professional Psychology, 9*(1), 68–76.

George, D. R., & Green, M. J. (2012). Beyond good and evil: Exploring medical trainee use of social media. *Teaching and Learning in Medicine, 24*, 155–157.

Gonsalvez, C. J., & Calvert, F. L. (2014). Competency-based models of supervision: Principles and applications, promises and challenges. *Australian Psychologist, 49*, 200–208.

Goodyear, R., Lichtenberg, J. W., Bang, K., & Gragg, J. B. (2014). Ten changes psychotherapists typically make as they mature into the role of supervisor. *Journal of Clinical Psychology, 70*, 1042–1050.

Gottlieb, M. C., Handelsman, M. M., & Knapp, S. (2008). Some principles for ethics education: Implementing the acculturation model. *Training and Education in Professional Psychology, 2*, 123–128.

Gottlieb, M. C., Robinson, K., & Younggren, J. N. (2007). Multiple relations in supervision: Guidance for administrators, supervisors, and students. *Professional Psychology: Research and Practice,*

38, 241–247.

Greysen, S. R., Kind, T., & Chretien, K. C. (2010). Online professionalism and the mirror of social media. *Journal of General Internal Medicine*, *25*, 1227–1229.

Grossl, A. B., Reese, R. J., Norsworthy, L. A., & Hopkins, N. B. (2014). Client feedback data in supervision: Effects on supervision and outcome. *Training and Education in Professional Psychology*, *8*, 182–188.

Guy, J. D., Brown, C. K., & Poelstra, P. L. (1992). Safety concerns and protective measures used by psychotherapists. *Professional Psychology: Research and Practice*, *23*, 421–423.

Hall-Marley, S. (2004). Therapist evaluation checklist. In C. A. Falender & E. P. Shafranske (Eds.), *Clinical supervision: A competency-based approach* (pp. 277–280). Washington, DC: American Psychological Association.

Hansen, N. D., Randazzo, K. V., Schwartz, A., Marshall, M., Kalis, D., Frazier, R., . . . Norvig, G. (2006). Do we practice what we preach? An exploratory survey of multicultural psychotherapy competencies. *Professional Psychology: Research and Practice*, *37*, 66–74.

Hatcher, R. L., Fouad, N. A., Grus, C. L., Campbell, L. F., McCutcheon, S. R., & Leahy, K. L. (2013). Competency benchmarks: Practical steps toward a culture of competence. *Training and Education in Professional Psychology*, *7*, 84–91.

Hayes, J. A., & Gelso, C. J. (2001). Clinical implications of research on countertransference: Science informing practice. *Journal of Clinical Psychology*, *57*, 1041–1051.

Inman, A. G., Hutman, H., Pendse, A., Devdas, L., Luu, L., & Ellis, M. V. (2014). Current trends concerning supervisors, supervisees, and clients in clinical supervision. In C. E. Watkins & D. L. Milne (Eds.), *The Wiley international handbook of clinical supervision* (pp. 61–102). Malden, MA: Wiley.

International Union of Psychological Science. (2008). *Universal declaration of ethical principles for psychologists*.

Jacobs, S. C., Huprich, S. K., Grus, C. L., Cage, E. A., Elman, N. S., Forrest, L., . . . Kaslow, N. J. (2011). Trainees with professional competencies problems: Preparing trainers for difficult but necessary conversations. *Training and Education in Professional Psychology*, *5*, 175–184.

Jain, A., Petty, E. M., Jaber, R. M., Tackett, S., Purkiss, J., Fitzgerald, J., & White, C. (2014). What is appropriate to post on social media? Ratings from students, faculty members and the public. *Medical Education*, *48*, 157–169.

Jain, S. H. (2009). Practicing medicine in the age of Facebook. *The New England Journal of Medicine*, *361*, 649–651.

Jernigan, M. M., Green, C. E., Helms, J. E., Perez-Gualdron, L., & Henze, K. (2010). An examination of people of color supervision dyads: Racial identity matters as much as race. *Training and Education in Professional Psychology*, *4*, 62–73.

Johnson, W. B., Barnett, J. E., Elman, N. S., Forrest, L., & Kaslow, N.

J. (2013). The competence constellation model: A communitarian approach to support professional competence. *Professional Psychology: Research and Practice, 44*, 343–354.

Johnson, W. B., Barnett, J. E., Elman, N. S., Forrest, L., Schwartz-Mette, R., & Kaslow, N. J. (2014). Preparing trainees for lifelong competence: Creating a communitarian training culture. *Training and Education in Professional Psychology, 8*, 211–220.

Johnson, W. B., Elman, N. S., Forrest, L., Robiner, W. N., Rodolfa, E., & Schaffer, J. B. (2008). Addressing professional competence problems in trainees: Some ethical considerations. *Professional Psychology: Research and Practice, 39*, 589–599.

Julea Ward v. Polite, No. 10-2100/2145 (E. D. Michigan, 2012).

Kaduvettoor, A., O'Shaughnessy, T., Mori, Y., Beverly, C., Weatherford, R. D., & Ladany, N. (2009). Helpful and hindering multicultural events in group supervision: Climate and multicultural competence. *The Counseling Psychologist, 37*, 786–820.

Kagan, H., & Kagan, N. I. (1997). Interpersonal process recall: Influencing human interaction. In C. E. Watkins, Jr. (Ed.), *Handbook of psychotherapy supervision* (pp. 296–309). New York, NY: Wiley.

Kaslow, N. J. (2004). Competencies in professional psychology. *American Psychologist, 59*, 774–781.

Kaslow, N. J., & Bell, K. D. (2008). A competency-based approach to supervision. In C. A. Falender & E. P. Shafranske (Eds.),

Casebook for clinical supervision: A competency-based approach (pp. 17–38). Washington, DC: American Psychological Association.

Kaslow, N. J., Falender, C. A., & Grus, C. (2012). Valuing and practicing competency-based supervision: A transformational leadership perspective. *Training and Education in Professional Psychology*, *6*, 47–54.

Keeton v. Anderson-Wiley, 664 F. 3d 865 (2011).

Kiesler, D. J. (2001). Therapist countertransference: In search of common themes and empirical referents. *Journal of Clinical Psychology*, *57*, 1053–1063.

Kleespies, P. M. (1993). The stress of patient suicidal behavior: Implications for interns and training programs in psychology. *Professional Psychology: Research and Practice*, *24*, 477–482.

Kleespies, P. M., & Dettmer, E. L. (2000). The stress of patient emergencies for the clinician: Incidence, impact, and means of coping. *Journal of Clinical Psychology*, *56*, 1353–1369.

Knapp, S. J., Gottlieb, M. C., & Handelsman, M. M. (2015). *Ethical dilemmas in psychotherapy: Positive approaches to decision making.* Washington, DC: American Psychological Association.

Knapp, S. J., & VandeCreek, L. D. (2006). *Practical ethics for psychologists: A positive approach.* Washington, DC: American Psychological Association.

Knox,S.,Burkard,A. W.,Jackson,J. A.,Schaack,A. M.,&Hess,S. A.(2006).Therapists- in-training who experience a client suicide:

Implications for supervision. *Professional Psychology: Research and Practice, 37*, 547–557.

Kolb, D. A. (1984). *Experiential learning: Experience as the source of learning and development.* Englewood Cliffs, NJ: Prentice Hall.

Koocher, G. P., & Keith-Spiegel, P. (2008). *Ethics in psychology and the mental health professions: Standards and cases* (3rd ed.). New York, NY: Oxford University Press.

Kotter, J. (1996). *Leading change.* Boston, MA: Harvard Business School Press.

Ladany, N. (2014). The ingredients of supervisor failure. *Journal of Clinical Psychology, 70*, 1094–1103.

Ladany, N., Lehrman-Waterman, D., Molinaro, M., & Wolgast, B. (1999). Psychotherapy supervisor ethical practices: Adherence to guidelines, the supervisory working alliance, and supervisee satisfaction. *The Counseling Psychologist, 27*, 443–475.

Ladany, N., Mori, Y., & Mehr, K. W. (2013). Effective and ineffective supervision. *The Counseling Psychologist, 41*, 28–47.

Lamb, D. H., Presser, N. R., Pfost, K. S., Baum, M. C., Jackson, V. R., & Jarvis, P. (1987). Confronting professional impairment during the internship: Identification, due process, and remediation. *Professional Psychology: Research and Practice, 18*, 597–603.

Logie, C., Bogo, M., Regehr, C., & Regehr, G. (2013). A critical appraisal of the use of standardized client simulations in social work education. *Journal of Social Work Education, 49*, 66–80.

Magnuson, S., Wilcoxon, S. A., & Norem, K. (2000). A profile of lousy supervision: Experienced counselors' perspectives. *Counselor Education and Supervision*, *39*, 189–202.

Meichenbaum, D. (2007). Stress inoculation training: A preventative and treatment approach. In R. Lehrer, R. Woolfolk, & W. Sime (Eds.), *Principles and practice of stress management* (3rd ed., pp. 497–518). New York, NY: Guilford Press.

Milne, D. (2008). Trainee competence Checklist (TraCC). In C. A. Falender & E. P. Shafranske (Eds.), *Casebook for clinical supervision: A competency-based approach.* (pp. 235–243). Washington, DC: American Psychological Association.

Milne, D. (2009). *Evidence-based clinical supervision: Principles and practice.* Leicester, England: Malden Blackwell.

Milne, D. L. (2014). Toward an evidence-based approach to clinical supervision. In C. E. Watkins & D. L. Milne (Eds.), *The Wiley international handbook of clinical supervision* (pp. 38–60). Malden, MA: Wiley.

Norcross, J. C., & Guy, J. D. (2005). Therapist self-care checklist. In G. P. Koocher, J. C. Norcross, & S. S. Hill, III (Eds.), *Psychologists' desk reference* (2nd ed., pp. 677–682). New York, NY: Oxford University Press.

Norcross, J. C., & Lambert, M. J. (2014). Relationship science and practice in psychotherapy: Closing commentary. *Psychotherapy*, *51*, 398–403.

Osman, A., Wardle, A., & Caesar, R. (2012). Online professionalism and Facebook—Falling through the generation gap. *Medical*

Teacher, *34*, e549–e556.

Pabian, Y. L., Welfel, E., & Beebe, R. S. (2009). Psychologists' knowledge of their states' laws pertaining to Tarasoff-type situations. *Professional Psychology: Research and Practice*, *40*, 8–14.

Pakdaman, S., Shafranske, E. P., & Falender, C. (2015). Ethics in supervision: Consideration of the supervisory alliance and countertransference management of psychology doctoral students. *Ethics & Behavior*, *25*, 427–441.

Pettifor, J., Sinclair, C., & Falender, C. A. (2014). Ethical supervision: Harmonizing rules and ideals in a globalizing world. *Training and Education in Professional Psychology*, *8*(2), 1–10.

Ponce, B. A., Determann, J. R., Boohaker, H. A., Sheppard, E., McGwin, G., Jr., & Theiss, S. (2013). Social networking profiles and professionalism issues in residency applicants: An original study-cohort study. *Journal of Surgical Education*, *70*, 502–507.

Pope, K. S. (1994). *Sexual involvement with therapists: Patient assessment, subsequent therapy, forensics.* Washington, DC: American Psychological Association.

Pope, K. S., Sonne, J. L., & Greene, B. (2006). *What therapists don't talk about and why: Understanding taboos that hurt us and our clients.* Washington, DC: American Psychological Association.

Pope, K. S., & Tabachnick, B. G. (1993). Therapists' anger, hate, fear, and sexual feelings: National survey of therapists' responses, client characteristics, critical events, formal complaints, and training. *Professional Psychology: Research and Practice, 24,* 142–152.

Porter, N., & Vasquez, M. (1997). Covision: Feminist supervision, process, and collaboration. In J. Worell & N. Johnson (Eds.), *Shaping the future of feminist psychology: Education, research, and practice* (pp. 155–171). Washington, DC: American Psychological Association.

Reese, R. J., Aldarondo, F., Anderson, C. R., Lee, S. J., Miller, T. W., & Burton, D. (2009). Telehealth in clinical supervision: A comparison of supervision formats. *Journal of Telemedicine and Telecare, 15,* 356–361.

Rings, J. A., Genuchi, M. C., Hall, M. D., Angelo, M., & Cornish, J. A. E. (2009). Is there consensus among predoctoral internship training directors regarding clinical supervision competencies? A descriptive analysis. *Training and Education in Professional Psychology, 3*(3), 140–147.

Roberts, M. C., Borden, K. A., Christiansen, M. D., & Lopez, S. J. (2005). Fostering a culture shift: Assessment of competence in the education and careers of professional psychologists. *Professional Psychology: Research and Practice, 36,* 355–361.

Rodolfa, E., Bent, R., Eisman, E., Nelson, P., Rehm, L., & Ritchie, P. (2005). A cube model for competency development: Implications for psychology educators and regulators. *Professional Psychology: Research and Practice, 36,* 347–354.

Rousmaniere, T., Abbass, A., & Frederickson, J. (2014). New

developments in technology-assisted supervision and training: A practical overview. *Journal of Clinical Psychology*, *70*, 1082– 1093.

Safran, J. D., Muran, J. C., Stevens, C., & Rothman, M. (2008). A relational approach to supervision: Addressing ruptures in the alliance. In C. A. Falender & E. P. Shafranske (Eds.), *Casebook for clinical supervision: A competency- based approach* (pp. 137– 157). Washington, DC: American Psychological Association.

Sarnat, J. E. (2016). *Supervision essentials for psychodynamic psychotherapies.* Washington, DC: American Psychological Association.

Schulman, C. I., Kuchkarian, F. M., Withum, K. F., Boecker, F. S., & Graygo, J. M. (2013). Influence of social networking websites on medical school and residency selection process. *Postgraduate Medical Journal*, *89*, 126–130.

Sehgal, R., Saules, K., Young, A., Grey, M. J., Gillem, A. R., Nabors, N. A., . . . Jefferson, S. (2011). Practicing what we know: Multicultural counseling competence among clinical psychology trainees and experienced multicultural psychologists. *Cultural Diversity and Ethnic Minority Psychology*, *17*, 1–10.

Shafranske, E. P. (Ed.). (1996). *Religion and the clinical practice of psychology.* Washington, DC: American Psychological Association.

Shafranske, E. P. (2013). Addressing religiousness and spirituality in psychotherapy: Advancing evidence-based practice. In R. F.

Paloutzian & C. L. Park (Eds.), *Handbook of the psychology of religion and spirituality* (2nd ed., pp. 596–616). New York, NY: Guilford.

Shafranske, E. P. (2014). Addressing religiousness and spirituality as clinically relevant cultural features in supervision. In C. A. Falender, E. P. Shafranske, & C. J. Falicov (Eds.), *Multiculturalism and diversity in clinical supervision: A competency- based approach* (pp. 181–207). Washington, DC: American Psychological Association.

Shafranske, E. P., & Cummings, J. P. (2013). Religious and spiritual beliefs, affiliations, and practices of psychologists. In K. I. Pargament (Ed.), *APA handbook of psychology, religion, and spirituality*: Vol. 2. *An applied psychology of religion and spirituality* (pp. 23–41). Washington, DC: American Psychological Association.

Shafranske, E. P., & Falender, C. A. (2008). Supervision addressing personal factors and countertransference. In C. A. Falender & E. P. Shafranske (Eds.), *Casebook for clinical supervision: A competency-based approach* (pp. 97–120). Washington, DC: American Psychological Association.

Shafranske, E. P., & Falender, C. A. (2016). Clinical supervision. In J. C. Norcross, G. R. VandenBos, & D. K. Freedheim (Eds.), *APA handbook of clinical psychology: Vol. 5. Education and profession* (pp. 175–196). Washington, DC: American Psychological Association.

Singh, A., & Chun, K. Y. S. (2010). "From the margins to the center":
Moving towards a resilience-based model of supervision for
queer people of color supervisors. *Training and Education in
Professional Psychology*, *4*, 36–46.

Sobell, L. C., Manor, H. L., Sobell, M. B., & Dum, M. (2008).
Self-critiques of audio-taped therapy sessions: A motivational
procedure for facilitating feedback during supervision. *Training
and Education in Professional Psychology*, *2*, 151–155.

Soheilian, S. S., Inman, A. G., Klinger, R. S., Isenberg, D. S., & Kulp,
L. E. (2014). Multicultural supervision: Supervisees' reflections
on culturally competent supervision. *Counselling Psychology
Quarterly*, *27*, 379–392.

Spiegelman, J. S., Jr., & Werth, J. L., Jr. (2004). Don't forget about
me. *Women & Therapy*, *28*, 35–57.

Sterkenburg, A., Barach, P., Kalkman, C., Gielen, M., & ten Cate, O.
(2010). When do supervising physicians decide to entrust residents
with unsupervised tasks? *Academic Medicine*, *85*, 1408–1417.

Stinson, J. (2014). *Password protected: States pass anti-snooping laws.*

Sue, D. W., Capodilupo, C. M., Torino, G. C., Bucceri, J. M.,
Holder, A. M. B., Nadal, K. L., & Esquilin, M. (2007). Racial
microaggressions in everyday life: Implications for clinical
practice. *American Psychologist*, *62*, 271–286.

Thomas, J. T. (2010). *The ethics of supervision and consultation*:
Practical guidance for mental health professionals. Washington,
DC: American Psychological Association.

Tsong, Y., & Goodyear, R. K. (2014). Assessing supervision's clinical and multicultural impacts: The Supervision Outcome Scale's psychometric properties. *Training and Education in Professional Psychology*, *8*, 189–195.

Varela, J. G., & Conroy, M. A. (2012). Professional competencies in forensic psychology. *Professional Psychology: Research and Practice*, *43*, 410–421.

Vargas, L. A., Porter, N., & Falender, C. A. (2008). Supervision, culture, and context. In C. A. Falender & E. P. Shafranske (Eds.), *Casebook for clinical supervision: A competency-based approach* (pp. 121–136). Washington, DC: American Psychological Association.

Vasquez, M. (2014). Foreword. In C. F. Falender, E. P. Shafranske, & C. Falicov (Eds.), *Multiculturalism and diversity in clinical supervision: A competency-based approach* (pp. xi–xv). Washington, DC: American Psychological Association.

Vespia, K. M., Heckman-Stone, C., & Delworth, U. (2002). Describing and facilitating effective supervision behavior in counseling trainees. *Psychotherapy: Theory, Research, Practice, Training*, *39*, 56–65.

Wall, A. (2009). *Psychology interns' perceptions of supervisor ethical behavior* (Doctoral dissertation). Available from ProQuest Dissertations and Theses database. (AAT 3359934)

Ward v. Wilbanks, No. 09-CV-112 37, 2010 U.S. Dist. WL 3026428 (E. D. Michigan, July 26, 2010).

Watkins, C. E., Jr. (2014). The supervisory alliance as quintessential integrative variable. *Journal of Contemporary Psychotherapy, 44,* 151–161.

Watkins, C. E., & Milne, D. L. (Eds.). (2014). *The Wiley international handbook of clinical supervision.* Malden, MA: Wiley.

Wester, S. R., Danforth, L., & Olle, C. (2013). Social networking sites and the evaluation of applicants and students in applied training programs in psychology. *Training and Education in Professional Psychology, 7,* 145–154.

Williams, E. F., Dunning, D., & Kruger, J. (2013). The hobgoblin of consistency: Algorithmic judgment strategies underlie inflated self-assessments of performance. *Journal of Personality and Social Psychology, 104,* 976–994.

Winnicott, D. (1986). The theory of the parent–infant relationship. In P. Buckley (Ed.), *Essential papers on object relations* (pp. 233–253). New York, NY: New York University Press.

Worthen, V. E., & Lambert, M. J. (2007). Outcome oriented supervision: Advantages of adding systematic client tracking to supportive consultations. *Counselling & Psychotherapy Research, 7,* 48–53.

Zur, O., Williams, M. H., Lehavot, K., & Knapp, S. (2009). Psychotherapist self- disclosure and transparency in the Internet age. *Professional Psychology, Research and Practice, 40,* 22–30.